I0090236

El Poder de la Dopamina

Técnicas Científicamente Probadas para Mejorar tu Estado de Ánimo, Aumentar tu Motivación y Encontrar el Equilibrio en un Mundo Distraído, sin Hábitos Negativos

Logan Mind

© DERECHOS DE AUTOR 2024 - TODOS LOS DERECHOS RESERVADOS.

El contenido de este libro no puede ser reproducido, duplicado o transmitido sin el permiso escrito directo del autor o del editor. Bajo ninguna circunstancia se atribuirá responsabilidad legal o culpa al editor o al autor por cualquier daño, reparación o pérdida monetaria debido a la información contenida en este libro, ya sea directa o indirectamente.

AVISO LEGAL:

Este libro está protegido por derechos de autor. Es solo para uso personal.

No se puede modificar, distribuir, vender, usar, citar o parafrasear ninguna parte o el contenido de este libro sin el consentimiento del autor o del editor.

¡Un Regalo para Ti!

Inteligencia Emocional para el Éxito Social

Aquí tienes lo que encontrarás en el libro:

• Supera las **barreras** emocionales que frenan tu éxito social.

• Mejora tu capacidad para **leer** las emociones de los demás y **conectar** mejor.

• Desarrolla **habilidades** interpersonales que te harán destacar en cualquier entorno.

Simplemente haz clic o sigue el siguiente enlace para obtener tu **copia** gratuita:

https://pxl.to/loganmindfreebook

¡Descarga también tus 3 EXTRAS GRATIS!

Para aprovechar al máximo los **conocimientos** de tu libro, hemos preparado algunos recursos adicionales complementarios que te ayudarán a poner en práctica lo aprendido.

Los extras son:

• Un PDF descargable con un Reto de 21 días para **aplicar** los conceptos del libro.

• El texto "101+ Micro-hábitos para Mantener un Equilibrio de Dopamina a Largo Plazo".

• Una Lista Rápida de Hábitos para Niveles Consistentes de Dopamina.

Simplemente haz clic o sigue el siguiente enlace para obtener **acceso** inmediato a los extras:

https://pxl.to/12-tpod-lm-extras

Otros Libros

Gracias por **elegir** este libro como una herramienta para tu bienestar. Estoy emocionado de compartir más **recursos** que podrían ser de valor para ti. Mi colección se organiza en las series "Calm Your Mind NOW", "Heal Your Mind NOW" y "Improve Yourself NOW", ofreciendo contenido **diseñado** para equilibrar tu mente, sanar heridas emocionales y fomentar la auto-mejora.

Algunos títulos de interés pueden incluir "Letting Go", donde aprenderás a **liberarte** emocionalmente de aquello que te frena, o "Rewire Your Brain", para desarrollar **hábitos** más saludables y positivos. Para aquellos que lidian con la ansiedad en situaciones sociales, "Overcoming Social Anxiety" ofrece pasos **prácticos** que te ayudarán a sentirte más seguro. Si has experimentado trauma familiar, "How to Heal from Family Trauma" es una lectura esencial para tu proceso de **sanación**.

Además, en "You Are Amazing" encontrarás **inspiración** para reconocer la grandeza dentro de ti.

Te invito a descubrir todos mis libros y conectar conmigo a través del siguiente enlace:

https://pxl.to/LoganMind

¡Ayúdame!

Cuando hayas terminado de leer, me encantaría conocer tu opinión sobre este libro.

Al apoyar a un autor independiente, estás apoyando un sueño. Si te ha gustado la experiencia y te sientes satisfecho, te invito a dejar una opinión sincera. ¡Tu voz es fundamental!

Si tienes alguna sugerencia o piensas que hay áreas de mejora, **me encantaría** escucharlas también. Tu **retroalimentación** es valiosísima para mí y hace una gran diferencia en mi camino.

Solo te tomará unos segundos, pero tu comentario producirá un **gran impacto**:

• Ofrece orientación a futuros lectores.

• Contribuye al crecimiento de autores independientes.

• Motiva e inspira a realizar nuevas obras.

Si prefieres, también puedes escanear el código QR para acceder directamente al enlace después de haber seleccionado tu libro.

¡**Gracias** de corazón por tomarte el tiempo para compartir tu opinión!

Visita este enlace para dejar un comentario:

https://pxl.to/12-tpod-lm-review

¡Únete a mi equipo de reseñas!

Te **agradezco** que estés leyendo mi libro. Es gracias a **lectores** como tú que continúo escribiendo y mejorando mi trabajo. Si **disfrutas** de la lectura y te gustaría involucrarte más en el proceso **creativo**, te invito a formar parte de mi equipo de reseñas.

Al unirte podrás obtener una copia **gratuita** de mi próximo libro a cambio de tus comentarios honestos. Esto me ayudará enormemente a seguir **mejorando** y a ofrecerte la mejor **experiencia** literaria posible.

Así es cómo puedes unirte:

• Haz clic en el enlace que encontrarás al final de esta página.

• Regístrate con tu correo electrónico.

• Recibirás una notificación cada vez que esté por lanzar un nuevo libro.

¡Únete a la comunidad de lectores y ayúdame a construir una obra aún mejor!

Check out the team at this link:

https://pxl.to/loganmindteam

Introducción

¿Alguna vez te has sentido **atrapado** en un ciclo donde todo lo que haces parece girar en torno a buscar la próxima dosis de placer? No estoy hablando de drogas u otras adicciones evidentes, sino de la **sobreestimulación** constante a la que nos somete el mundo moderno: las redes sociales, los smartphones, las notificaciones interminables. Es casi como si estuvieras siendo manipulado por un piloto automático, persiguiendo constantemente ese destello de satisfacción, solo para encontrar que el "subidón" nunca dura lo suficiente, y te quedas deseando más.

Es ahí donde entra este libro. Porque al entender cómo funciona verdaderamente la **dopamina** en tu cerebro, vas a poder recuperar el **control** sobre esos impulsos que te distraen, y finalmente comenzarás a usar este neurotransmisor de forma que trabaje a tu favor. Quizás no sabías que tus niveles de motivación, tu humor, incluso la claridad con la que tomas decisiones esenciales en tu vida, dependen en gran medida de este químico que muchas veces damos por sentado. Este libro está diseñado para que aprendas a gestionarlo, y a evitar los errores comunes que suelen ocurrir cuando buscamos un alivio rápido.

En mi vida profesional, he tenido el privilegio de trabajar junto a algunas de las mentes más brillantes del mundo. Ejecutivos, líderes de industria, todos ellos luchan con la misma cuestión que yo también enfrenté: cómo mantener un **equilibrio** en un mundo que parece diseñado para desequilibrarnos. Desde que empecé a analizar más a fondo el papel del cerebro en nuestro comportamiento, especialmente cómo la dopamina nos afecta, empecé a notar patrones observables en mi trabajo con estos individuos. Y ahí fue cuando decidí plasmar estas observaciones aquí, para que también puedas beneficiarte, sin tener que afrontar las dificultades por tu cuenta.

Pero antes de hablar de estrategias o prácticas, es importante saber por qué estamos aquí. Vivimos en una época donde la tecnología ha revolucionado la forma en que nos comunicamos, trabajamos, y hasta descansamos—o, mejor dicho, la forma en que no descansamos. Este constante bombardeo de nuevas y brillantes distracciones te sobrecarga, no permitiéndote vivir de manera equilibrada, y claro, esto tiene consecuencias para tu bienestar físico y emocional.

Claro, puede que pienses: "¿Y qué? Siempre he sido así, y me las he arreglado hasta ahora". Esa es una objeción común, una trampa, en la que tú y yo mismo hemos caído en algún momento. Pero déjame decirte algo, vivir en un estado constante de "alimento instantáneo" para tu dopamina, hace difícil poder pensar a largo plazo, a poder comprometerte con tus verdaderos propósitos. Es como tener una fuga lenta en tus reservas de **motivación**; no la notas, hasta que un día te encuentras completamente desganado y sin rumbo.

Entonces, ¿qué haremos? Aquí no se trata de restringirte o vivir todo a medias para evitar sentir un placer momentáneo. Se trata de poder elegir cuándo y cómo quieres aprovechar la dopamina, en lugar de dejar que ella decida por ti. Al final de este libro, no es solo tu perspectiva lo que cambiará, sino que también te encontrarás con herramientas claras y sencillas con las que crearás nuevos **hábitos**, donde puedas disfrutar de las cosas que realmente te llenan, y no de estímulos que te arrastran a un pozo interminable de insatisfacción.

Por último, quiero que consideres esto: Todos tenemos el acceso innato a esa chispa interna que nos motiva a levantarnos de la cama en la mañana, asumir retos y buscar cambios positivos en nuestras vidas. Lo que cambia es cómo esa chispa se alteró y a veces, hasta amortiguó las cosas que querías. En este libro, retomamos ese fuego y lo redirigimos adecuadamente—te aseguro que varias cosas te van a sorprender antes de haber terminado. Esto es más que una simple guía; es el **manual** que muchos de nosotros desearíamos haber tenido antes que toda esta locura comenzara. ¿Listo? Vamos a empezar.

Capítulo 1:
Comprendiendo la
Dopamina

¿Has **pensado** alguna vez en qué hace tu **cerebro** cuando sientes alegría o motivación? Yo siempre me lo he preguntado. Imagina por un momento que tienes un **poder** en tus manos mucho más grande de lo que crees. Este capítulo justo aquí puede ser el **comienzo** de algo que ni te imaginabas entender. Da igual si sientes una montaña rusa de **emociones** todos los días o si crees que tomas muchas decisiones sin pensarlo demasiado. Hay algo más profundo ocurriendo de lo que parece, y eso es lo que quiero mostrarte. Aprende a **conocerte** mejor y a manejar esas fuerzas invisibles que te llevan a hacer lo que haces, sin cuestionarte por qué. Confía en mí, tu **percepción** del mundo podría cambiar—y tal vez, hasta la forma en que tomas **decisiones** también.

La Función de la Dopamina en el Cerebro

Imagina que la **dopamina** es como el mensajero feliz de tu cerebro. Su papel principal es muy importante: actúa como un **neurotransmisor**, algo así como un correo que lleva mensajitos de una neurona a otra pero, claro, tiene uno de los trabajitos más atractivos… está encargada de premiar. Sí, esa **satisfacción** que sientes cada vez que haces algo que te gusta, es en parte gracias a la dopamina. ¿Tomas un chocolate y sientes esa oleada de placer? Es dopamina. ¿Miras una serie que te encanta y te sientes increíble? Sí, es ella otra vez.

La dopamina es como una moneda: ayuda a que te sientas bien cuando haces algo que tu cuerpo o mente considera útil, productivo o simplemente estimulante. Básicamente maneja el **sistema de recompensa** del cerebro, lo que te motiva a repetir conductas que te hacen sentir bien. De alguna manera, la dopamina es lo que mantiene vivas esas pequeñas chuletitas que te da la vida; o sea, es lo que te impulsa a buscar más y más esas cositas que, ya sabes, te suben el ánimo. Sin dopamina, estarías sin esas dosis de **motivación**, y te seré honesto, la vida se vería como aburrida y gris.

Pero la dopamina no solo se queda ahí, también es esencial en cómo hablas neuronalmente. Imagínate tratar de pasar una llama al otro lado del río, la dopamina es un pequeño bote que hace llegar esa llama desde donde se origina hasta otra neurona para asegurarse de que no solo pase el mensaje, sino que también produzca la respuesta correcta. Y lo hace rápido. De esa manera, no solo determina si te sientes bien o mal, sino que también influye muchísimo en cómo te comportas. Todo desde tus hábitos hasta tus decisiones. Se mete de lo lindo en todo lo que te hace sentir culminado, ya sea comiendo un buen plato o cerrando una gran negociación; ella está ahí, asegurándose de que te quedes viendo las luces cuando algo chulo pasa.

Entonces, acaba conectando con diferentes regiones del cerebro para eso, porque hace falta algo más que una sola zona para manejar todo este asunto. Aquí va lo interesante: tu cerebro tiene todo un sistema de líneas de dopamina trabajándose sin descanso.

Hay tres regiones mayores involucradas cuando se habla de dopamina. Empezamos con la **sustancia negra**, que se vincula directamente con las áreas de movimiento—cuando caminas, corres o haces ejercicio, ahí está trabajando duro, como si fuera un pequeño centro de control. Luego está el **área tegmental ventral**, que trata más lo emocional—esto alimenta las sensaciones de querer

14

repetir lo que te da placer. Finalmente, el **núcleo accumbens** que es la estrella del espectáculo, digamos que es el lugar donde todas esas hermosas recompensas comienzan a tener sentido, por eso se le conoce como el "centro del placer".

Las tres convergen y bueno... todo empieza a encajar perfectamente, de ahí la importancia de entender que la dopamina hace mucho más de lo que crees. Gracias por esos impulsos instantáneos, esos deseos de complacencia cortos pero gratificantes, y esa chispa alegre que todos sentimos de vez en cuando.

Cómo la dopamina influye en el estado de ánimo y la motivación

La dopamina siempre ha sido vista como el químico del "placer" en el **cerebro**, pero en realidad hace mucho más que simplemente hacerte sentir bien. Esta pequeña molécula tiene el poder de afectar tus estados **emocionales** de maneras que a veces ni te das cuenta. Cuando los niveles de dopamina están en equilibrio, te sientes **motivado**, con energía y, algo que todos buscamos... simplemente feliz. Pero cuando esos niveles se desajustan, las cosas pueden ir cuesta abajo rápidamente. Te sientes apático, desganado, e incluso puedes caer en estados de ánimo bajos o hasta deprimido. Así que sí, la dopamina es, de alguna manera, el director de orquesta de tu bienestar emocional.

Suben los niveles de dopamina y mejora tu estado de **ánimo**. Es casi como si te pusieras unas lentes de color rosa, donde todo parece más brillante y lleno de posibilidades. Pero también funciona al revés. Cuando los niveles de dopamina bajan o son inadecuados, podrías empezar a ver la vida de una forma más negativa. Muchos no se dan cuenta, pero frecuentemente el estado de ánimo bajo o crónicamente malo se relaciona con desequilibrios en la dopamina. Y lo complicado es que este químico se ve afectado por un montón de factores: desde tu dieta hasta la cantidad de sueño y cómo te enfrentas al estrés diario.

Lo interesante es que la dopamina también cambia la manera en la que respondes a las **recompensas**. Cuanta más dopamina está fluyendo, más susceptible eres a buscar cosas que te hacen sentir bien. ¿A veces te preguntas por qué ciertas personas se vuelven adictas a cosas como la comida, el juego o incluso a las redes sociales? Bueno, muchas veces, es culpa de la dopamina. Tu cerebro aprende a vincular ciertos comportamientos con sentimientos placenteros, así que sigue persiguiéndolos. El problema es que cuando un comportamiento te da muchas liberaciones de dopamina, es más difícil sentirte bien con actividades más cotidianas. Y ahí empieza un ciclo complicado.

Pero, hablemos de esas veces en que estás súper enfocado en algo. Como cuando decides empezar un proyecto de esos que lleva días de trabajo o cuando quieres mejorar en algo que te motiva muchísimo. ¿Qué te impulsa a seguir adelante? La dopamina. No es solo que tengas "ganas"; es tu cerebro liberando dosis de esta molécula para mantener tu interés hacia una meta específica. Cuando la dopamina está en niveles adecuados, te resulta más natural centrarte y dar el todo por el todo. Sin embargo, si los niveles están bajos, te será increíblemente difícil encontrar esa chispa que tanto necesitas para arrancar o continuar cualquier proyecto.

No solo es la parte de disciplina y el enfoque, sino también la energía mental en general. A varios niveles, corresponden más o menos ganas de hacer cosas. Más dopamina igual a más **energía** enfocada; menos dopamina y simplemente te "arrastrarás" a lo largo del día. Es peor aún si existe algo que requiere de pensamiento complejo o soluciones creativas. Cuanto más complicada o exigente la tarea, más se resiente tu rendimiento cuando tus niveles de dopamina están por los suelos. Es allí donde empiezas a dispersarte, procrastinar, y el rendimiento general cae en picada.

En resumen, la dopamina es tanto la chispa que enciende tu **motivación** como el filtro que determina cómo te sientes con respecto a las cosas en tu vida diaria, afectando tu ánimo, tu deseo de perseguir objetivos y cómo rendirás cognitivamente. Mantener la dopamina en equilibrio es clave, una especie de arte de la química cerebral para asegurarte de que te sientes bien, te mantienes enfocado y motivado. Dicho de manera simple, cuando la dopamina está en su punto, te sientes "en tu elemento" y todo fluye; cuando no, todo parece atascado en el lodo.

La Conexión Dopamina-Recompensa

Vale, vamos a hablar de algo que probablemente vives a diario, pero no siempre te das cuenta. Resulta que tu **cerebro** es un tramposo. Sí, así es: te promete una recompensa, una dosis de placer o satisfacción, y cuando piensas que la vas a recibir, puede decidir cambiar las reglas del juego. Y justo ahí es cuando entra el concepto del error de predicción de recompensa. Básicamente, es cuando esperas algo bueno (una comida deliciosa, un abrazo cariñoso) y no lo obtienes o no es tan bueno como pensabas. Tu cerebro dice: "Bueno, eso no salió como esperaba".

Lo interesante aquí es cómo tu mente reacciona a estas expectativas frustradas. Si la expectativa es menor o, digamos, se te niega la "recompensa" esperada, tu cerebro se vuelve más cauto la próxima vez. Este desapego o desilusión influye en la cantidad de **dopamina** que libera el cerebro. Cuando no obtienes lo que esperabas, la liberación de dopamina cae como montaña rusa después de su pico más alto. Sin embargo, si ocurre lo contrario (si la recompensa es mejor de lo que pensabas), ¡pum! Estruendo de dopamina. Así que tu cerebro dice: "Haz eso más seguido". Este feedback constante es lo que dirige cómo caminas por la vida, evitando errores y buscando esos momentos agradables.

Ahora, esto nos lleva al siguiente punto: el papel de la dopamina en reforzar conductas. Imagina un perro que recurre siempre a la misma pared para orinar cada vez que sale. Algo similar pasa contigo, aunque de manera más compleja. Cuando experimentas algo placentero (comer tu postre favorito, ganar en un videojuego o ver tu serie favorita), tu cerebro casi instintivamente lo graba en su lista de "hazlo nuevamente". La dopamina actúa como ese amigo que siempre te pone palomitas antes de la película: es la responsable de fortalecer **conductas** que resultan en gratificación instantánea o a corto plazo.

Pensémoslo en los términos de la vida diaria. Cada vez que consigues un "me gusta" en redes sociales o alguien te da un elogio, tu cerebro lo guarda porque sabe que ahí está la buena recompensa. Entonces, no es coincidencia que sigas regresando a esas actividades. Esta droga interna refuerza comportamientos que te dan un pasaje directo al placer y la satisfacción... y por ende, haces esos mismos actos una y otra vez. (¡Repites por el premio!)

Esto nos arrastra a algo un poco más preocupante: los **hábitos** formados y, sí, las **adicciones**. Cuando una conducta gratificante se repite solo unas cuantas veces, tu cerebro ya estableció una conexión: prácticamente firmaste un contrato con la dopamina para querer más de lo mismo. Tú dirás: "Genial, es solo un vodka después del trabajo". Y, al principio, sí que lo es. Pero con cada copa, dosis, o acción repetida, esa firma cerebral se cicatriza. Cuanto más repites el comportamiento, más vinculado estás. De pasar tranquilamente por la dulcería a necesitar desesperadamente un poco de felicidad impuesta por alcohol o cualquier otra sustancia, es un recorrido que no tiene frenos claros cuando se habitualiza.

Las **adicciones** y dependencias a sustancias peligrosas o prácticas no saludables surgen cada día, y está el papel de la dopamina en todos estos momentos irresistibles con que tu cerebro te recompensa o castiga. La dopamina se vuelve voraz al cimentar el hábito, y tan difícil de controlar reacciones como una adicción en la que caes cuenta tarde, incluso para frenarla.

Y, de esta manera, estamos perfilando cómo la dopamina puede ser tanto un **aliado** como un **distractor** si de hábitos y bienestar hablamos. Así que, aprendiendo sobre esto, podrías elegir "alimentar" tu cerebro de las fuentes positivas y equilibradas.

El Impacto de la Dopamina en la Toma de Decisiones

La **dopamina**, esa pequeña molécula poderosa, tiene efectos enormes en cómo tomas **decisiones** todos los días. A veces, ni te das cuenta, pero esa sustancia está en el fondo de tus elecciones, especialmente cuando se trata de evaluar **riesgos** y enfrentar tu impulsividad. Cuando estás en un proceso de decisión, la dopamina funciona en silencio, valorando lo que puede salir bien... o muy mal. Es como tener un empujoncito extra cuando sientes que vale la pena intentarlo, o una barrera invisible cuando intuyes que algo podría salir estrepitosamente mal.

Pero no se queda ahí. Cuando los niveles de dopamina están disparados, te hace ver los riesgos de manera distinta. Puede que te veas tentado a tomar caminos menos responsables o arriesgarte más de la cuenta. Porque claro, en esos momentos, la posibilidad de un resultado positivo parece obvia y atractiva. La dopamina incrementa las apuestas, agudiza la **impulsividad**, y de repente firmas para ese viaje loco o pruebas ese nuevo restaurante arriesgándote a algo fuera de tu presupuesto. Te hace más impulsivo, sin dejarte tiempo para pensar en las consecuencias.

Si volvemos a niveles más normales de dopamina, las decisiones cambian. Más nivelado, tomas más en cuenta tanto lo bueno como lo malo antes de lanzarte. Evalúas mejor, porque las emociones no están a flor de piel, y tu cerebro hace cálculos más certeros sobre lo que realmente es posible y lo que es una mera ilusión.

Ahora, pasemos a su papel en otro aspecto crucial de tu vida: el **aprendizaje**. Porque claro, las lecciones se aprenden de dos maneras, con ganancias o con pérdidas, ¿cierto? Por un lado, cuando te pasa algo bueno, cuando logras una meta o consigues aquello en lo que has estado trabajando, la dopamina estalla en tu cerebro, como fuegos artificiales que refuerzan el comportamiento que te trajo esa recompensa.

Eso, en resumen, es lo que llamaríamos "condicionamiento positivo". Porque con tanta dopamina en el aire, es fácil asociar esas acciones con futuros éxitos y animarte a repetirlas. Así acabas persiguiendo más victorias, más metas, cada vez más motivado... Pero con las derrotas pasa algo parecido, solo que en un sentido un poquito menos largo, cuando el nervio de esos pinchazos de dopamina deja de hacerse sentir por completo y aparece el refuerzo negativo. Aunque te equivocaras, una vez asocias la baja de dopamina con el error, no se te olvida. Muy efectivo para no volver a tropezar con la misma piedra.

Pero sigamos, porque nos falta hablar de otro aspecto clave aquí: tu tan luchada capacidad de retrasar la **satisfacción**. Y de cómo la dopamina entra en juego. Puede parecer, bueno, un poco machacado todo esto de tomar decisiones a largo plazo, algo que "suena bien", pero solo en teoría. Cuando tienes niveles de dopamina en modo turbo, te cuesta más guardar la calma y esperar por algo que valga mucho más la pena en el futuro. ¿Por qué? Porque tu cerebro sigue cazando esa satisfacción instantánea. Esos chocolates, esa serie nueva, cualquier decisión que apunte a lo que estás disfrutando en ese mismo momento.

Pero claro, cuando logras controlar esos impulsos con la dopamina en sus niveles un poco más bajos, la cosa cambia. Resulta más sencillo decir que no para que tu "yo del futuro" obtenga una mejor **recompensa**. Das el espacio para que eche raíz, la oportunidad de trabajar pensando en el largo plazo. Y aprender a manejar esos contrastes entre las caídas y subidas de dopamina puede no ser fácil, pero ahí, justo en esa franja, es donde haces tus apuestas más largas.

Donde te enfocas... porque no se trata solo del impulso que tienes ahora, sino más bien, de asegurarte de que dentro de un tiempo verás los frutos.

Todo esto deja claro cómo la dopamina puede volcar tus **decisiones**. Mientras más entiendas cuándo y cómo esta entra en escena, mejor control tendrás sobre esas elecciones impulsivas frente a las calculadas. Vale la pena pensar en cómo equilibrar estos factores en tu vida cotidiana. Porque al final, con la dosis correcta, la dopamina puede llevarte a tomar decisiones acertadas en medio de todo un entramado de emociones y posibilidades.

En conclusión

Este capítulo te ha enseñado mucho sobre la **dopamina** y su impacto en tu vida diaria. Desde entender cómo funciona en tu **cerebro** hasta cómo influye en tus **sentimientos** y decisiones, ahora tienes un panorama más claro de lo importante que es esta sustancia química en tu bienestar.

En resumen, has aprendido que la dopamina es un **neurotransmisor** crítico en el sistema de recompensa del cerebro. También has visto cómo ayuda a mejorar la **comunicación** entre las neuronas y moldea tu comportamiento. Además, ahora sabes que diferentes partes de tu cerebro están involucradas en la creación y recepción de dopamina.

Has descubierto que la dopamina está directamente relacionada con tu estado de **ánimo** y **motivación**. También has aprendido de qué manera afecta tu capacidad para tomar **decisiones** y controlar impulsos.

La información de este capítulo puede ayudarte a comprender mejor tus emociones y acciones. Te animo a que practiques lo que has aprendido, seas consciente de cómo afecta la dopamina tu vida y busques decisiones que te lleven a un bienestar duradero. Este es un tema que puede tener un impacto real en cómo manejas los **desafíos** y alcanzas tus metas.

Capítulo 2: El Mundo Impulsado por la Dopamina

¿Te has preguntado alguna vez por qué cuesta tanto dejar el **móvil**? Yo también me he encontrado perdido en ese bucle interminable de **notificaciones**, mensajes y memes. La cuestión es: ¿de dónde viene esa **adicción** y a dónde nos está llevando? En este capítulo, quiero que explores lo que está pasando cuando te sumerges en un mar de **estímulos** y recompensas instantáneas. No te sientas especial; en realidad, este efecto no es personal, es un fenómeno que afecta a casi todos a tu alrededor. Aquí, hablaremos sobre esa pequeña chispa que se activa en tu **cerebro**, algo tan simple como un mensajito, pero tan poderoso como para **engancharte** una y otra vez. Te prometo que, al cerrar esta página, verás cómo esa **gratificación** inmediata está moldeando tu mundo de formas que ni te imaginabas. ¡Vas a querer saber más!

La Tecnología Moderna y la Sobrecarga de Dopamina

Vale, imagina esto. Sacas tu **dispositivo** móvil para revisar algo, quizás un mensaje de un amigo o una actualización rápida de una aplicación. De repente, te das cuenta de que han pasado 30 minutos o incluso una hora. ¿Qué es lo que realmente te tiene tan enganchado? La respuesta, como habrás adivinado, es la **dopamina**. Resulta que estos aparatos y apps están diseñados intencionadamente para liberar pequeñas dosis de dopamina cuando interactúas con ellos.

Los creadores de apps saben muy bien que nuestro **cerebro** responde a la estimulación constante. Por eso, incorporan elementos que, aunque no parezcan importantes, generan pequeñas recompensas. Este tira y afloja, donde quieres más y más rápido, se basa en cómo funcionan nuestras conexiones cerebrales, especialmente el sistema de recompensas que se activa con... exacto, la dopamina. Y no es casualidad, herramientas como las **redes sociales** están perfectamente diseñadas para que vuelvas una y otra vez por ese "pequeño subidón".

Pero la historia no termina aquí. Es donde aparecen los "bucles de dopamina". Fragmentos repetitivos; breves, gratificantes y... altamente adictivos. Estos bucles pueden ser tan simples como deslizar la pantalla hacia abajo para actualizar tu feed de noticias o la emoción de abrir notificaciones. Son, en esencia, patrones en los que estás atrapado porque tu cerebro recibe un suministro constante, pero insuficiente, de dopamina. Este goteo lento y constante hace que sigas en el mismo lugar, solo esperando más.

Técnicamente, el bucle consiste en una anticipación inicial (¡sí, quizás haya algo interesante!), seguida de una especie de **recompensa** variable (nueva notificación, alguien le dio "me gusta" a tu foto), que vuelve a alimentar la expectativa. Significa que tu mente queda enganchada porque a veces el premio sirve para mantener vivo el ciclo. Entonces, inconscientemente, estás atrapado en esa búsqueda de otras "recompensas", pequeños hits que roban tu atención y tiempo.

Piensa que además vives en una época donde la **conectividad** es una realidad constante. Internet siempre está ahí, en el nuevo meme, el chisme de alguna celebridad, o lo aparentemente insignificante. Pero mientras más consigas estas mini-recompensas al instante, el sistema de creación de dopamina va perdiendo su capacidad de gratificación a largo plazo. Al final, hacer scroll o refrescar no te satisface como antes, aunque no puedas soltar el teléfono. Pero sí sientes, ahí, la necesidad de seguir conectado.

La constante exposición e interacciones instantáneas comienzan a afectar el balance natural de la dopamina. Llegado a este punto, necesitas pertenecer, y paradójicamente te sientes vacío y distraído con todo al alcance de un dedo. No es casualidad que te sientas constantemente adormilado y sin motivación después de tantas horas saltando de app en app. Usar **tecnología** que suele generar gratificaciones inmediatas crea cierto malestar cuando no consigues las recompensas digitales rápido y fácil.

Así que mientras más vives conectado, más te metes en ese ciclo sin fin, rindiendo culto a estas recompensas al punto de alterar cómo sientes el bienestar, cómo imaginas el descansar sobre longevos impulsos de alegría. ¿Acaso valen más esos momentos volátiles que te venden las aplicaciones que esos más extensos que tanto añoras?

La respuesta no es sencilla, pero sigue siendo importante agarrar esa **consciencia**. Tal vez, por un momento, logres revertir las telarañas que inevitablemente se forman dentro de tus huesos tecnológicos.

Las redes sociales y el bucle de dopamina

En el mundo actual, las plataformas de redes sociales son como **imanes** para tu cerebro. Parece que no puedes resistirte a ese arrastre constante de deslizar, hacer clic y mirar lo que están haciendo los demás. ¿Por qué pasa esto? Bueno, la clave está en cómo las redes sociales explotan el sistema de **recompensa** de tu cerebro, básicamente, esa parte que te hace sentir bien cuando logras algo. Eso tiene que ver con la dopamina, el químico del placer. Este químico no solo te motiva; también te engancha.

Lo que hacen estas plataformas es brillante, en un sentido algo perturbador. Te presentan un flujo constante de **contenido**, pero no cualquier contenido: imágenes, historias, noticias filtradas te mantienen en ascuas. O tal vez intentas liberarte pero, ojo, siempre hay más esperando a que lo descubras cuando deslices otra vez. Es interminable, como si tu teléfono fuera una máquina tragaperras que nunca se detiene. Y ya que estamos, aquí surge algo llamado "horarios de recompensa variable". Suena complicado, pero no lo es tanto.

Estos horarios variables... son lo que realmente te atrapa y te hace un ser medio adicto a tus pantallas. Vamos al grano: si supieras que cada vez que miras el teléfono recibes exactamente diez "me gusta", al tercer día te aburrirías. Pero este mundo mantiene esos 'me gusta', **comentarios**, y compartidos esparcidos como sorpresas. A veces recibes muchos, a veces solo un par. Esta variabilidad es la que hace que tu mente siga buscando el momento en que el siguiente golpe de dopamina te sorprenda. Nunca sabes cuándo vendrá. Es lo mismo que hace que las personas no puedan dejar una máquina de casino o los juegos de gacha. Aquí y ahora, caes en ese **bucle** de recompensa sin saber cuándo será la próxima inyección, pero la esperas igual.

Es aterrador cuando te das cuenta de que, con cada "me gusta" o comentario, el cerebro suelta esa **dopamina** preciada que te hace sentir bien por un rato. La publicación que hiciste... la respuesta que esperabas... ese dopamina punch es útil no solo para hacerte sentir mejor, sino también para atarte a la aplicación. Recuerda ese subidón cada vez que alguien más presione "me gusta" en tu vieja publicación. Y la randomización del cuándo sucederá lo hace aún más irresistible. Terminas chequeando tus **aplicaciones** una y otra vez, buscando esa pequeña validación.

Pero lo peor es que la **satisfacción** no dura para siempre. Esos "me gusta", que hoy te hacen sentir en la cima del mundo, mañana no importan nada. Cuanto más los recibes, más los necesitas para sentir lo mismo. Y la dopamina... va bajando poco a poco y te juegas por volver a tu próxima mini inyección de alegría. No técnico, no complicado; solo simple y humano. Y ahí estás, atrapado en ese bucle.

Cultura de Gratificación Instantánea

En la sociedad de hoy, todo se trata de obtener lo que **deseas**, y de inmediato. No solo comida rápida o entregas exprés. No, va más allá. Hablamos de todo: comprar ropa con un clic, obtener todas las respuestas que necesitas Googleando, deslizando a la derecha o izquierda buscando conexión instantánea. Es difícil pensar en algo que no puedas conseguir rápido. En un sentido, esto tiene su encanto, claro. Pero también tiene un costo. Ese costo, sin que te des cuenta, es la forma en que funciona tu sistema de **dopamina**. Cada vez que recibes una recompensa instantánea, obtienes un pequeño golpe de satisfacción. Y es ahí donde el problema surge...

Tu cerebro se acostumbra. Lento pero seguro, se adapta a este flujo constante de gratificación fácil. Lo que una vez fue emocionante, ya no lo es tanto. Esto te hace buscar más y más **estímulos** para obtener esa misma sensación. Es como una espiral en la que se va incrementando la expectativa y siempre necesitas algo más para sentirte como antes. Funcionas obteniendo esa ráfaga rápida de placer, pero con la consecuencia de que las fuentes de placer genuinas se ven disminuidas con el tiempo. Piensas que vives rodeado de luces brillantes y colores, pero al fondo, se desdibujan.

Pero cuando estás tan entregado a la gratificación instantánea, sin que lo notes, tu capacidad de esperar pierde fuerza. Esa es la razón por la que tal vez ya no seas tan bueno en esperar **recompensas** demoradas. Tu cerebro, limitado por la costumbre, comienza a verse menos tentado por la meta a largo plazo, porque la excitación pasa en otro lado, en aquello que llega y desaparece rápido. Esto no solo reduce tu tolerancia a esperar a futuro, sino que también hace que los premios realmente valiosos se sientan menos atractivos.

¿Te has dado cuenta alguna vez de lo difícil que es esperar ahora? Ya no es fácil disfrutar al máximo algo que lleva tiempo alcanzarlo. Y todas esas pequeñas cosas que parecían insignificantes pero al final importaban, quizás ya no las percibas de la misma forma. Ahora piénsalo, esas elecciones a corto plazo que haces cambian sin querer lo que podrías estar disfrutando a largo plazo. Pero este deseo de satisfacción instantánea no se queda aquí, trae otras consecuencias que te podrían preocupar...

Cuando priorizas pequeños hits de placer aquí y allá, el costo viene acumulado más tarde. No puedes priorizar la expansión rápida sin perder algo por otro lado. Alguien dijo alguna vez que el verdadero **placer** llega cuando uno demora, cuando ha sido resistido, y saboreado lentamente al tiempo. Pero hemos olvidado cómo esperar. Hoy solo andas recogiendo pedazos, cachitos aquí y allá.

Esto tiene su mella en ti. Si sigues buscando ese pequeño golpe de dopamina porque siempre has conseguido todo instantáneamente, se pierde el camino. De alguna forma, ya no es tan fácil disfrutar la construcción del **proceso**, eso que hace que al final todo tenga sentido. Tu **felicidad** se enmarca en rachas que duran poco, quienes viven del flujo corto. Y cuando el grueso de las recompensas tarda en verse, tus ánimos decaerán. No es inmediatamente evidente, pero empezarás a notar que estos acercamientos no llevan a nada firme. Cambiarás constantemente buscando otro punto que ofrezca ese acelerón, pero perderás lo que de verdad **importa**.

El lado negativo de la estimulación constante

Hablemos de cómo el recibir **estímulos** todo el día puede jugarte una mala pasada. Tal vez pases gran parte de tu día conectado al teléfono, a múltiples pantallas, aunque sea sin querer... Buscando alguna noticia, sientes que necesitas saberlo todo, estar al día, no perderte nada. No te creas, le pasa a mucha, muchísima gente. Estás bombardeado de notificaciones, posts de redes sociales, de esa canción que no paras de reproducir y que pareciera que nunca te cansa. Pero aquí es donde la **dopamina** se pone interesante, y un poco crítica. Con el tiempo, nuestro cerebro, que es una máquina cantante, aprende a adaptarse a toda esta sobrecarga de estímulos. Lamentablemente, esta adaptación provoca que la dopamina, esa pequeña molécula de placer, al fin y al cabo, deje de tener la misma fuerza de "antes".

Esto provoca lo que en realidad no buscamos: un ciclo vicioso de **desensibilización**. ¿Qué significa en palabras más prácticas? Que cada vez necesitas más de lo mismo para sentir esa misma chispita que tal vez antes alcanzabas con solo un pequeño clic. Te duele sin saber por qué y ahí estás subiendo el volumen, aumentando el brillo de la pantalla o corriendo a otro estímulo rápido —puede ser algo ligero, un like, un suspiro— en una búsqueda desesperada para volver a aquel "subidón" de alegría o placer inicial. Pero a medida que tu cerebro recibe esta inyección constante de estímulos, te vuelves... se podría decir que insensible.

De ahí la idea de la **adaptación hedónica**. Te acostumbras, como si tus neuronas dijeran: "Ah, eso otra vez, ya no es tan interesante." Tiene sus raíces en algo que parece inofensivo. Al final, todos buscamos sentirnos bien, no es la desensibilización lo que tememos ¿verdad? Pero en lugar de volverte menos sensible, lo que ocurre es que precisas de un aumento de intensidad en las cosas que antes te fascinaban para conseguir el mismo efecto. Como subido a una montaña, ahora buscas alturas cada vez mayores para sentir lo que una vez gozabas en la base.

Chaval, la cosa no termina aquí. Este tipo de comportamiento tiene relación directa con **apretones** de mano no muy bien recibidos en tu vida, como la **ansiedad** y la **depresión**. No es tan evitada ni tan misteriosa esta conexión. Piénsalo, incentivar continuamente tu cerebro a mantenerse adicto a un tipo particular de placer, más difícil de alcanzar, puede confundir tus emociones. Si tanto la ansiedad como la depresión alguna vez andaban inciertas por ahí en un nivel bajo, cediendo ante las pequeñas gratificaciones temporarias, estas empiezan a perder eficacia, dejando lugar a huecos más grandes de vacío. Y no solo lo pienso yo, muchos estudios apuntan que esta búsqueda constante por estímulos nuevos no hace más que elevar los grados de ansiedad – una temblorosa urgencia de necesitar más y, paradójicamente... ser incapaz de parar.

Por estar probablemente involucrado en constantes expectativas y sin la habilidad para disfrutar de la normalidad, ya prefieres lo raro, lo intenso. Ahora olas monumentales de desiguales luchas internas, aumentando poco a poco responsablemente, marcan, dejando paso a la inquietud de vivir y adentrarte en mareos que te controlan. Dudo que eso merezca la pena.

En conclusión

Este capítulo ha sido **fundamental** para entender cómo la tecnología moderna está profundamente entrelazada con el funcionamiento del **sistema de recompensas** en nuestro cerebro. Explorar cómo las herramientas digitales y las redes sociales están diseñadas para capturar nuestra **atención** y tiempo es esencial para crear hábitos más saludables. Te ha mostrado, además, cómo la cultura de la gratificación instantánea te influencia a la hora de tomar **decisiones** y cómo esta constante estimulación puede tener efectos negativos en tu bienestar emocional y mental.

En este capítulo has aprendido sobre la forma en que los dispositivos digitales estimulan la liberación de dopamina, qué son los "ciclos de dopamina" que pueden volverse **adictivos** con el uso constante de tecnología, el **impacto** que tiene en tu cerebro la conectividad constante a través de diferentes plataformas, cómo las redes sociales se aprovechan de tu sistema de recompensas para ampliar la interacción, y las posibles repercusiones que trae priorizar los placeres instantáneos sobre la satisfacción a largo plazo.

Aquí se te invita a **reflexionar** sobre tus hábitos tecnológicos y el impacto que pueden tener en tu salud mental. Invierte este conocimiento en tu vida diaria para lograr un mayor **equilibrio** y bienestar. ¡Depende de ti tomar las riendas y ser consciente de cómo usas la tecnología!

Capítulo 3: El Equilibrio entre Placer y Dolor

¿Qué pasa cuando lo que más **deseas** también se convierte en tu mayor fuente de **dolor**? Llámalo ironía de la vida o una simple broma cruel del cerebro. En este capítulo, te mostraré cómo este **equilibrio** tan delicado entre sentir placer y evitar dolor te toca todos los días aunque no te des cuenta —hasta que es imposible de ignorar. ¿Recuerdas esa **sensación** de que algo que antes te encantaba empieza a ser... insuficiente? Pues, hay un porqué. Vamos a eso.

Te invito a **explorar** conmigo cómo funciona este equilibrio constante, donde se mezclan **ganas**, satisfacción y una pizca de decepción. Te prometo que al final de este **viaje**, entenderás mejor por qué a veces una cosa tan simple como un chocolate puede hacerte sonreír y al siguiente día solo dejarte con un **vacío** que pide más... pero nunca es suficiente.

La Neurociencia del Placer y el Dolor

A veces **piensas** en el placer y el dolor como extremos opuestos, ¿verdad? Como si estuvieran peleados y no pudieran coexistir en tu mente. Pero bueno, la realidad es que el cerebro procesa ambos de una manera mucho más entrelazada y compleja. Es igual que cuando te tomas un café bien amargo, pero con azúcar suficiente, lo delicioso y lo amargo danzan juntos, regalándote ese momentito único. El cerebro **trabaja** igual con el placer y el dolor.

En pocas palabras, estas dos sensaciones comparten rutas neuronales en el cerebro; es como si viajaran en el mismo camino. Imagina que ambos, placer y dolor, deciden subirse al mismo tren para llegar a distintas partes de tu cerebro. Interactúan en zonas como el núcleo accumbens y la ínsula, las cuales se encargan de registrar tanto el bienestar como el malestar. Es la manera que tiene el cerebro para asegurarse de que prestes atención a lo que realmente importa, ya sea premiarte por cosas buenas o hacerte reaccionar ante lo que te lastima. Esto sirve como un equilibrio natural, una especie de mecanismo de supervivencia culpable ya sea de tu sonrisa o de ese ceño fruncido cuando algo no te sale como esperabas.

Ahora, avanzando hacia los procesos opuestos. Tal vez te suene a algo complicado al principio, pero no te preocupes, lo simplificaremos. Es solo la manera que tiene el cerebro para regular tus emociones. Como cuando te pasas toda la noche estudiando y te tomas otra taza de café: ese subidón de energía se enfrenta a una compensación eventual, el cansancio que luego sientes. Algo similar ocurre entre el placer y el dolor. Cada emoción intensa formará su descompensación, su contrapeso emocional. ¿Alguna vez te sorprendiste sintiéndote triste poco después de un momento de máxima alegría? Es exactamente lo que pasa. Tu cerebro busca **estabilizarse**, diseña un contrapeso para no desbordarse.

Este proceso tiene su énfasis influyente en la dureza y –dependiendo de cuán placenteros sean los eventos pasados o dolorosos hayan sido– qué tan fuertes y duraderos resulten, se crearán o neutralizarán mediante una respuesta opuesta. Donde sientes uno de ellos, eventualmente viene su polo contrario como respuesta. Esto lo puedes ver en la simple rutina del día a día, reaccionando de manera natural a tu entorno y experiencias vividas. Es como ese "reset" que tu cuerpo necesita para no perderse en emociones apabullantes.

Vamos a hacer un pequeño giro para hablar de lo que otros **neurotransmisores** tienen que ver con esto. Porque ciertamente no solo es cuestión de liberación de dopamina o serotonina. Está el hecho de que ellos puedan compartir escenario con personajes – quizá menos populares, pero igual de necesarios– como la norepinefrina y el GABA. Estos neurotransmisores juegan roles importantes: modulando cómo y cuánto deberías sentir del placer y también cuánto duele algo. No todo es blanco o negro. La serotonina te ayuda sintonizando sensaciones de bienestar, pero llega la norepinefrina y genera ese sentido de alerta frente a un posible peligro.

Este equilibrio en el libreto neuroquímico te ayuda a sacarle provecho al presente, haciéndolo memorable o, alertándote intuitivamente de cuándo deberías mantenerte alejado. Todo resulta en señales que tu cerebro aprende a escuchar y clasificar; dando su veredicto sobre qué debería parecer placentero y qué molesto. Así te das cuenta del motivo por el cual decides repetir o nunca más acercarte a esas circunstancias.

Finalmente, es clave reconocer el efecto sinérgico de todas estas sustancias en la forma en que vives las **sensaciones**. Como construir un rompecabezas hecho de pequeñas piezas invisibles, con todas actuando en conjunto para que tus sonrisas y dolores surjan al vivir experiencias. No es mero placer o en todo caso simple sufrimiento... es la fusión de neurotransmisores lo que guía tu rendimiento y, por contagio, moldea tu bienestar y estados anímicos. Digamos que tu cerebro, al sopesar eso, termina siendo más acertado –o cotidiano– en brindar diferentes **intensidades** de las sensaciones.

El Papel de la Dopamina en el Equilibrio

La dopamina es como ese amigo difícil de interpretar, ¿sabes? A veces te hace sentir en la cima del mundo y otras veces te recuerda lo que más duele. Y sí, esa montaña rusa interna que vives, que va del **placer** al **dolor**, tiene mucho que ver con este químico en tu cerebro.

Cuando hablamos de placer, la dopamina generalmente lleva el protagonismo. Imagina cuando comes tu comida favorita, alcanzas una meta o recibes un cumplido. Toda la intensidad placentera la sientes gracias a un pico de dopamina que inunda tus vías cerebrales. Pero eso no es todo; la dopamina no es solo la química del "placer" por definición.

Hay algo más que quizás no esperabas. Resulta que la dopamina no se limita a hacerte sentir bien. Va mucho más allá. Piénsala como una especie de **radar** que te ayuda a saber qué es importante para ti. Sea una recompensa o una amenaza, ella brilla donde ve relevancia. ¿Un peligro? ¡Alerta máxima! ¿Un premio? Pues, también, luces intermitentes. Esta importancia que la dopamina le da a las cosas no es tanto "esto es placentero" sino "esto llama la atención y merece una reacción".

No sé si lo percibes, pero desde aquí la cosa se va poniendo interesante. Sobre todo al entender que si algo registra "relevante" en tu radar de dopamina, no siempre significa que se siente asombroso. Robar tu atención también puede significar registrar el peligro, dolor o cualquier cosa que, aunque no placentera, es difícil de ignorar. Aquí es donde empezamos a cruzar la línea entre el placer y el dolor.

Y resulta que cuando las cosas no van bien con tu dopamina, todo el sistema se desregula. Entramos en el terreno de la **sensibilidad** alterada al dolor y la **adicción**. La dopamina tiene la capacidad de "recalibrar" cómo percibes el mundo. Así que una sensibilidad alterada podría literalmente hacer que tu umbral hacia el dolor o el malestar se reduzca. Algo que antes solía ser una simple molestia, de repente se siente insoportable. En el otro extremo, los niveles descontrolados de dopamina pueden llevarte a perseguir sensaciones placenteras, pero siempre de manera brusca o desmedida, lo que finalmente puede resultar en adicción.

Esa desregulación medio caótica lleva a una percepción irracional del dolor y placer, donde no solo anhelas sentir más placer, sino que también te ves inundado por la magnitud de estímulos dolorosos o molestos. ¿Cómo llegamos tan lejos? No es tan fácil mantener el **equilibrio** y la dopamina tiene mucho que ver. El problema es que cuando la "gasolina" que mueve tu radar de relevancia —y lo que consideras realmente importante— está descontrolada, hay un choque en la carretera. No solo al enfocarte en lo difícil o doloroso, sino también al convertir en hábitos obsesivos aquellas cosas que alguna vez te causaron placer.

¡Boom! Ahora tienes una montaña rusa impredecible. Es una triste figura ver cómo las percepciones de tu vida, tus reacciones al dolor o placer son dibujadas por reglas invisibles dictadas por este **químico** que fluctúa constantemente.

Así que ten lo siguiente en mente... tu relación con la dopamina no es solo lo que te da el combustible para seguir adelante con las cosas buenas, también es lo que te empuja con esas molestias sensoriales o emocionales que hacen difícil sostener ese equilibrio tan deseado entre **placer** y **dolor**.

Tolerancia y Adaptación

Tu **cerebro** es más listo de lo que a veces crees. Tiene un truco que usa todo el tiempo: la neuroadaptación. Este proceso es, básicamente, cómo tu cerebro se ajusta a cambios en la **dopamina** que recibes con ciertos estímulos. Al principio, cuando paseas tomando un helado de chocolate, la cantidad de dopamina que se libera es altísima. Y eso está genial. Te sientes increíble. Pero aquí viene lo curioso: cuanto más haces una actividad que te da placer, menos intensa es la respuesta de tu cerebro. Es decir, la primera vez fue increíble, pero la décima, ya no tanto. Tu cerebro ya se ajustó, y por ende, la dopamina liberada no genera la misma euforia.

Lo que ocurre es que cuando un estímulo deja de ser novedoso, tu cerebro reduce la sensibilidad a él. Sigues comiendo helado, claro, pero ya no tiene el mismo impacto que antes. Este fenómeno se llama "aclimatización," similar a entrenar el cuerpo para correr; lo que era difícil al principio, luego se vuelve normal. Y pasa lo mismo con las neuronas encargadas de la dopamina. Se adaptan y bajan la respuesta. Pero, claro, el asunto no termina ahí. Esto solo te lleva a buscar nuevas **experiencias** para volver a tener ese subidón, lo que es súper común cuando se trata de actividades placenteras.

¿Sabes cuáles son los efectos más visibles de esto? La **tolerancia**. Y aquí está lo realmente interesante. Este concepto no solo aplica a lo placentero, sino también al dolor. Resulta que así como buscas más estímulos para llegar al mismo placer, con el dolor ocurre algo similar: tu cuerpo y tu mente se adaptan mucho al sufrimiento persistente para hacerlo más manejable. Alguien con dolor crónico, por ejemplo, podría desarrollar cierta tolerancia al dolor, como construirse una capa emocional para no vivir siempre atormentado. La adaptación aquí se presenta como ese amortiguador que evita el doble dolor: el físico y el emocional.

Entonces, puedes adaptarte a procesos moderadamente dolorosos— desde una vacuna hasta horas de entrenamiento físico. Conforme te expones, la sensación de dolor no es tan fuerte porque tu cerebro se las apaña para manejarlo mejor. Es, en cierto modo, como si tu mente jugara defensiva con tus emociones, paliando el malestar para que no sea tan insoportable con el tiempo. Pero aquí también es donde entras en terrenos resbaladizos.

Porque, en medio de esta adaptación, muchas personas caen en la trampa del **abuso** de sustancias o actividades para obtener otra vez ese subidón de placer. Aquí es donde empieza el círculo vicioso de la **adicción**. Al seguir buscando sensaciones fuertes que devuelvan esa euforia primaria, sin siquiera darte cuenta, podrías necesitar consumir más simplemente para sentirte "normal." Esa necesidad de más, de seguir subiendo la dosis, es el equilibrio engañoso de tu propio cerebro, intentando mantenerte en una espiral que a la larga podría destruir tu vida. Se convierte en una búsqueda constante, infinita.

Y lo mismo sucede con quienes toman **analgésicos** para dolor crónico. Cuando aumentas la dosis para obtener el mismo alivio, es la manifestación más clara de la tolerancia. Este camino, que empieza siendo una ayuda, termina volviéndose una necesidad. Tu cuerpo pide más y más solo para sentirse igual, perdiéndose de a poco en un mar tormentoso donde luchar por mantenerte a flote en la vida es lo único a lo que tu cerebro se aferra. Es una gran responsabilidad jugar con este delicado hilo de adaptación y, en la medida de lo posible, encontrar un **balance** real y duradero.

Restaurando el Equilibrio

Después de todo, tu cerebro tiene su propia manera de mantener el orden, ¿no? Cuando hablas del sistema de **placer** y **dolor**, estás tocando un tema clave. Es como andar en una cuerda floja. Si tiras demasiado hacia un lado—al buscar placer o al evitar el dolor— terminas perdiendo el **equilibrio**. Entonces, tu cerebro entra en modo autopiloto, activando mecanismos naturales para mantenerse en su lugar. Es automático, casi como si tu biología dijera: "¡Oye, cuidado! No te emociones demasiado o no te hundas tanto."

Hablemos de cómo tu cerebro balancea todos esos químicos que te hacen sentir esas altas y bajas. Básicamente, se trata de **homeostasis**. Es como un termostato que regula tu temperatura interna. Si te calientas demasiado, se enfría. Si sientes frío, se calienta—igual con el placer y el dolor. Pero, claro, está la trampa. Si te pasas con la búsqueda de placer, como recompensarte con un premio tras otro, el sistema se ajusta y ese placer se hace menos potente. Pierdes la magia, como estar escalando una montaña de la que nunca ves la cima.

Ahora piensa en esto como siempre poner una taza de azúcar en tu café. Al principio sabe dulce, delicioso, pero con el tiempo, necesitas más y más azúcar solo para que el café sepa bien. Es lo mismo con la **dopamina**—ese químico de la felicidad. El exceso disminuye el encanto y terminas buscando 'algo más' para nivelarlo, porque tu cerebro está ocupado tratando de igualar tanto placer con el dolor eventual que puede venir.

Mientras más fuerzas, más tu cerebro lucha para encontrar balance. Pero aquí es donde la **alostasis** entra en juego. Alguien podría llamarla una versión más flexible de la homeostasis. Cuando estás bajo un estrés crónico o repitiendo las mismas recompensas, la alostasis se convierte en tu escudo. Es como si tu cerebro aprendiera a adaptarse, preparando su propio "nuevo normal" para no caerse de la cuerda cada vez que añades más peso con el estrés o recompensa.

Así que la alostasis es lo que te permite mantenerte en tu posición, pero hay un precio. Puede que te acostumbres al estrés, pero eso no significa que estés en paz con ello. Feliz o triste, esos estados fueron tu equilibrio temporal, adaptaciones que terminaron afectando tu capacidad de mantener ya tu felicidad a largo plazo, por el puro hábito de acostumbrarte a unos niveles altos de cortisol o dopamina.

Este es el punto donde la **neuroplasticidad** puede ayudar. La forma en que tu cerebro se conecta puede, en realidad, mejorar esa necesidad constante de reajustar el equilibrio. La neuroplasticidad es la capacidad del cerebro para reorganizarse a sí mismo por un nuevo cableado. ¿Sabes la mejor parte? No necesitas estar atrapado en este ciclo para siempre. Puedes reprogramarte.

Imagínate esto como una **remodelación**—no sólo es posible, es necesario si quieres liberar esos patrones a los que has estado sujeto. La cuestión es activar nuevas rutas, hacer cambios conscientes, modificar esos caminos naturales en los cuales tu cerebro ha estado funcionando por tanto tiempo. No se trata de hacer desaparecer el estrés por completo, no—es aprender a regularlo mejor.

Es como trabajar con un pintor que te repasa las paredes del cerebro en colores más brillantes. Con esfuerzo, paciencia y acciones, esas rutas del placer y dolor pueden adaptarse, buscando equilibrio pero esta vez, tú tienes más control. Sin duda, el cerebro que puede aguantar en momentos duros también puede crear hábitos más sanos en medio de equilibrios. Suena mejor que estar oscilando entre un extremo y otro constantemente, ¿verdad?

En conclusión

En este capítulo, has visto cómo el **cerebro** maneja los delicados equilibrios entre el **placer** y el **dolor**. ¿Sabías que los mismos procesos que te hacen sentir alegría también pueden de alguna manera estar relacionados con el dolor? Sí, es realmente fascinante cómo nuestro cerebro se adapta, y aprender a entender estos mecanismos es clave para mejorar tu **bienestar**.

Has descubierto la relación entre placer y dolor en el cerebro, que son como dos caras de la misma moneda. No solo el placer trae bienestar, ¡también es una señal de que te estás adaptando poco a poco! Reducir o aumentar la **sensibilidad** al placer y al dolor depende de cómo se manejan los **neurotransmisores** en tu cerebro. Un exceso de estímulos placenteros, ¿sabías que puede resultar en tolerancia y llevar a una menor satisfacción con el tiempo? Por eso es importante encontrar un **equilibrio** saludable para no desgastar tus sensaciones de placer.

Cierra este capítulo siendo más consciente de cómo tu cuerpo responde a las cosas que te hacen feliz, y cómo puedes manejarlas para no saturarte. La clave está en conocer el equilibrio y poner en práctica este **conocimiento** cada día. ¡Tienes todo lo necesario para vivir una vida estupenda!

Capítulo 4: Reconociendo el Desequilibrio de Dopamina

¿Alguna vez has sentido que te falta algo sin poder describirlo? Tal vez notas que estás un poco más **apagado** últimamente, o que te cuesta **disfrutar** como antes. Entonces, este capítulo es para ti. No, no tengo una fórmula mágica ni promesas vacías, pero sí una **conversación** importante que estoy emocionado de compartir contigo. ¿Por qué? Porque juntos, tú y yo vamos a **explorar** cómo esas pequeñas señales que quizás has estado ignorando podrían estar conectadas con algo más profundo.

Imagínate esto: tú, con la posibilidad de ser más **consciente** de cómo funciona tu **mente**, de por qué a veces te cuesta tanto levantarte o, por el contrario, por qué a veces te sientes como si tuvieras un **motor** que no se apaga. Venga, acompáñame. Será **interesante**, eso te lo aseguro.

Indicadores de Deficiencia de Dopamina

Ponerle nombre a lo que sientes, a veces, te ayuda a verlo de manera más clara y a encontrar soluciones. La **dopamina**, esa pequeña molécula que regula tu motivación y placer, puede afectar directamente cómo enfrentas el día a día. Cuando los niveles de dopamina son bajos, empiezas a notar ciertas diferencias que pasan

41

de ser casi imperceptibles a volverse **obstáculos** serios en tu vida cotidiana.

Uno de los síntomas más comunes de una deficiencia de dopamina es la falta de **motivación**. Esa sensación de que cada actividad, grande o pequeña, se convierte en una enorme carga. Te levantas por la mañana... pero esa chispa que te mantenía activo, simplemente, ya no está. En vez de lanzarte con entusiasmo a las tareas del día, prefieres quedarte en la cama o lo evitas todo hasta el último momento posible. Pero no solo se trata de grandes proyectos o metas. La falta de motivación puede afectar en cuestiones más básicas, como ducharte, arreglar tu espacio o incluso cocinar una comida.

Otro síntoma significativo es la **anhedonia**. Tal vez antes disfrutabas de cosas sencillas como escuchar música, ver una película, dar un paseo. Pero de repente, esas actividades empezaron a sentirse vacías, sin sentido. Es como si algo hubiese desactivado tu capacidad de disfrutar. El interés en lo que antes te hacía feliz se diluye, dejando un vacío abrumador. Esa constante indiferencia que viene con la anhedonia te aleja, no solo de lo que amabas, sino quizás de tus seres cercanos por no poder compartir con ellos la alegría que sabías que aquello solía darte.

Pero la falta de dopamina no se detiene en lo subjetivo, sino que empieza a filtrarse en otros aspectos de tu vida. En el **trabajo**, empujas tareas sencillas solo por cumplir—sin el interés habitual. Incluso podrías empezar a descuidar relaciones personales, porque simplemente ya no encuentras la energía para mantenerlas. Una sensación de apatía generalizada empieza a traducirse no solo en lo que haces, sino en cómo actúas y cómo hablas.

Y no solo te afecta a ti; las personas alrededor notan estos **cambios** ante la falta de energía y comentan que "no eres la misma persona." Pero ese es el punto... la dopamina afecta prácticamente cada aspecto en cómo te sientes y actúas—en lo que te mueve.

Es posible identificar si tienes este problema con una lista básica. Te invito a que te detengas un minuto y reflexiones, verificando los siguientes puntos:

• ¿Tienes menos ganas de hacer cosas que antes disfrutabas?

• ¿Notas que te cuesta conseguir ese ímpetu al comenzar nuevas tareas?

• ¿La comida, la música o alguna actividad han dejado de satisfacerte?

• ¿Sientes que todo esfuerzo o peor aún... que toda persona te provoca un agotamiento inmenso?

• ¿Empiezas a **procrastinar** en cosas cruciales para tu bienestar?

• ¿Tienes problemas para concentrarte, sientes despistes frecuentes?

• ¿Clientes, amigos y hasta compañeros a menudo tienen que recordarte cosas importantes o urgentes porque andas en tu mundo?

Responder afirmativamente a una o más de estas preguntas podría ser señal de un problema subyacente. Pero no hay que desesperarse—entender el problema es el primer paso para encontrar mejores soluciones. Identificar los **síntomas** no cura, pero es necesario para comprender qué está pasando y hacer algo al respecto.

Síntomas de exceso de dopamina

Cuando los niveles de dopamina están demasiado elevados, el equilibrio en tu cerebro se **desmorona**, y esto puede llevarte a una serie de comportamientos que tal vez no irían de la mano con tu verdadero ser. Piensa en la dopamina como un acelerador sin freno. Te **impulsa** hacia cosas nuevas con un entusiasmo exagerado, pero al final puede dejarte sintiéndote fuera de control. Uno de los signos más claros de una actividad excesiva de dopamina es la **impulsividad**. Dices o haces cosas sin pensarlo dos veces. Puede que se trate de tomar decisiones arriesgadas sin calibrar las consecuencias. Como comprar algo caro en un solo clic o aceptar una aventura emocionante, pero peligrosa, sin sopesar realmente los riesgos.

Ese impulso puede sentirse **electrizante** al principio. Pero en realidad, es como caminar sobre un alambre sin una red de seguridad debajo. Puedes encontrar que siempre estás buscando la próxima inyección de adrenalina, aquello que te haga sentir vivo de una forma exagerada. Esto afecta la forma en que gestionas tu vida diaria, dejando pasar por alto cosas importantes o, en algunos casos, empujándote hacia situaciones peligrosas.

Con todo, cuando nunca pisas el freno, es fácil perder el control. Estas acciones impetuosas te pueden llevar a todo tipo de **problemas**. Incluso cuando quienes te rodean te aconsejan ir con calma o reconsiderar una decisión, puedes sentir una necesidad casi abrumadora de seguir adelante, de mantenerte ocupado y estimulado a toda costa. Y sí, es esa constante necesidad de emoción lo que eventualmente puede llevar a una cadena de malas decisiones.

Y hablando de malas decisiones, aquí entra otro punto clave: la sobreactividad de la dopamina no solo afecta tus acciones, sino también la forma en que tomas **decisiones**. Con la dopamina en niveles exagerados, tu cerebro puede estar tan absorto en la emoción del momento que se vuelve sordo a las señales de peligro. Allí donde normalmente habría un pensamiento más racional, acabas contratando otra fase de adrenalina, como si prepararas un baño relámpago en el océano sin fijarte si hay tiburones.

Además, la regulación **emocional** se vuelve un verdadero reto. A veces parece que resultas demasiado emocional, cualquier cosa te derrumba o te altera, o al revés: nada parece importarte lo suficiente como para cambiar algo. Tu cerebro se guía solo por impulsos excesivos sin detenerse a pensar de manera lógica. Al guiarte solo por esas respuestas emocionales tan marcadas, a menudo te acaba explotando en la cara, las palabras fluyen sin pensar y las reacciones terminan exageradas, tanto para bien como para mal.

Y con todo esto, surge la pregunta esencial: ¿estás experimentando un exceso de dopamina? Fácil decirlo, pero más difícil detectarlo tal vez; por eso, te propongo que te hagas una sencilla **autoevaluación**. Esto te podría ayudar a que investigues más de cerca si los patrones anteriores resuenan con lo que te está pasando últimamente. Pregúntate:

• ¿Últimamente tomas decisiones impulsivas sin pensar en las consecuencias?

• ¿Buscas continuamente situaciones que estimulen tu adrenalina?

• ¿Te resulta difícil controlar tus emociones?

• ¿Tu estado de ánimo parece una montaña rusa?

• ¿Estás involuntariamente buscando estímulos todo el tiempo?

Si varias de las respuestas son afirmativas, tal vez podamos concluir que tus niveles de dopamina están un poco fuera de control. Pero no te preocupes, entenderlo ya es un buen paso.

Todo esto no es algo sin solución, pero reconocerlo es fundamental.

La Conexión Entre la Dopamina y la Salud Mental

¿Has llegado a sentirte sin ganas, apático o incluso totalmente **desmotivado** en tu día a día? Puede que no tengas ninguna razón aparente para sentirte así, pero ya es algo recurrente que te afecta al punto en que empiezas a preguntarte qué estás haciendo mal. Lo curioso es que ese estado podría tener mucho que ver con algo invisible: un desequilibrio en la **dopamina**.

Vamos a empezar hablando del papel que la dopamina juega en condiciones de salud mental, como la **depresión** y el TDAH. Verás, un desequilibrio en esta sustancia química, que muchas veces llamamos el "neurotransmisor del placer", afecta mucho más que solo la felicidad o la tristeza. La depresión, por ejemplo, se ha vinculado con niveles bajos de dopamina, lo que puede hacer que tareas simples como levantarte de la cama o incluso disfrutar de una buena comida se conviertan en una lucha constante. En lugar de sentir gratificación por hacer cosas que antes te gustaban, es como si hubieras perdido esa conexión. Simplemente, nada te llena.

En el caso del **TDAH**, la dopamina también juega un papel clave. Todos tenemos una capacidad para modular la atención, pero algunas personas caen en el lado opuesto, en el que la dopamina está tan desregulada que hacer cosas rutinarias o permanecer enfocado es casi imposible. Tu mente parece saltar de tema en tema, sin poder concentrarte en nada lo suficiente. Como si un motor girara, pero no estuviera conectado correctamente a las ruedas. Resulta que esa misma desregulación está detrás de la dificultad para contener impulsos, haciendo las cosas que sabes que no deberías hacer... pero las haces de todas formas.

Al seguir la pista de la (im)paciencia y ese afán por buscar recompensas instantáneas, tocamos otro concepto fundamental. La desregulación de la dopamina también puede tener toda la culpa detrás de esos comportamientos **compulsivos** o, peor aún, de **adicciones**. Imagínate esto: necesitas una repetición constante de algo para sentirte bien, como cuando optas por las redes sociales en lugar de hacer tu trabajo real. O peor aún, cuando ese "algo" puede ser aún más destructivo, como el consumo de drogas o las apuestas. Esta compulsión proviene directamente de la incapacidad del cerebro para regular adecuadamente la dopamina. No es que estés obsesionado por elección –es casi como si tu cerebro te empujara hacia ello. Ya no serás tú quien controla el deseo; ese deseo te controla a ti. Cada vez que consigues una "dosis" de lo que sea que tienes fijado en mente, por breve que sea la sensación, refuerzas ese ciclo: la necesidad de otra dosis.

Ahora, para amarrar todo y que tenga más sentido de dónde provienen todos estos desbalances, es útil imaginar una especie de «mapa», donde la dopamina es el centro, con conexiones extendiéndose hacia cada una de las vías donde esta afecta diferentes tipos de **trastornos**. Por ejemplo, trazando una línea hacia la depresión, luego otra hacia el TDAH, y por último otra hacia las adicciones. Es un diagrama que te ayudaría a visualizar cómo puede estar un mal ajuste en esta química en tu cerebro causando tantos problemas al mismo tiempo.

Al mirar estos vínculos, se hace evidente que nuestra **salud mental** depende de lograr un equilibrio adecuado de la dopamina en el cerebro. No se trata de sentirte "bien" constantemente, sino de no quedarte atrapado en los extremos. Podría ser que ese desequilibrio sea algo que valga la pena investigar más a fondo, sobre todo si has dudado en hablar con un profesional acerca de por qué te sientes últimamente fuera de sincronía.

Evaluando tus niveles de dopamina

¿Cómo saber cuándo algo no va bien con tus niveles de **dopamina**? Puede que no te des cuenta de inmediato, pero tu cuerpo y tu mente te están enviando señales. Aprender a reconocer ciertos patrones de **comportamiento** te puede ayudar a identificar si hay un desequilibrio. A veces, durante esos días en que de repente te sientes más apagado o menos motivado, podrías estar experimentando una baja en la producción de dopamina. Tal vez, empiezas a notar ciertas señales como la falta de **energía** o un cambio en tus ganas de hacer las cosas que antes te apasionaban. Estas son pequeñas pistas que no puedes ignorar.

El tiempo que dedicas pegado al celular o en redes sociales es también un indicativo. ¡Y no es que debas dejar de usarlo por completo! Pero, si sientes que estás buscando más y más ese "premio instantáneo" que te da una notificación o esos "likes", podrías estar en la búsqueda constante de ese empujón de dopamina que solo te da alivio momentáneo, sin llenarte de verdad. Este tipo de **hábitos** pueden terminar agotando tu capacidad de disfrutar cosas más simples y estables en la vida. Es como si estuvieras viviendo solo para el subidón que te da una pequeña dosis, pero después te deprimieras aún más cuando el efecto pasa.

Todo esto puede sonar un poco abstracto, pero hay maneras de hacerlo más tangible. Puedes tomar control de la situación llevando un registro consciente de tu **estado emocional** y comportamientos diarios.

Para hacer esto, llevar un seguimiento de cómo tu ánimo, motivación y comportamientos orientados a la recompensa cambian día a día es clave. Un diario de estado emocional puede darte esta claridad. Pero no estamos hablando del "Querido diario" de la adolescencia. Puede ser tan sencillo como apuntar en una libreta o una app en tu celular cuándo te sentiste más o menos animado, qué actividades estuviste buscando constantemente, o qué tan motivado te encontraste para hacer las tareas más complicadas. Tal vez había días en que no tenías ganas de absolutamente nada, o esos momentos en los que hacer una pequeña tarea te pareció la cosa más difícil del mundo. Registrar estos **pensamientos** y conductas puede abrir una ventana a lo que está sucediendo debajo de la superficie.

Aquí viene la conexión. Este monitoreo no es solo para observar tus cambios emocionales; se trata también de identificar lo que desencadena estos cambios. Y a eso lo llamo el "Diario Diario de Dopamina". Cada día vas a anotar las pequeñas cosas que te dan picos momentáneos de felicidad o placer: ese chocolate después de una semana estresante, esa ráfaga de orgullo después de haber cumplido con una tarea que estabas posponiendo, o cualquier cosa que casi siempre ilumine tu día, aunque sea solo por un ratito. Pero esto no es suficiente. También vas a poner atención a los momentos en que te sientes desganado sin motivo aparente o buscando un placer instantáneo como forma de evadir algo que requiere más energía de la que dispones. Observando estos detalles, puedes comenzar a ver si algunas de tus decisiones o impulsos están regidos más por la necesidad que por un deseo real.

Al revisar estos apuntes después de algunos días o semanas, podrás comenzar a notar patrones en tu comportamiento. Quizás descubras que días con más responsabilidad y menos tiempo libre te llevan a estar más irritable o ansioso. O podría ser que el exceso de ciertos alimentos ricos en azúcar te dé un subidón momentáneo, pero más adelante te sabotee el ánimo. Lo importante es observar y ser honesto contigo mismo, viendo cómo estos ciclos se repiten y probablemente afecten tu **bienestar** a largo plazo.

Entonces, una vez que tengas toda esta información a la mano, el siguiente paso es pensar, ¿cómo puedes equilibrarlo? ¿Qué actividades te llenan de manera más constante y duran más tiempo? Aunque esto ya tiene que verlo cada quien según su situación, tambalea un poco la tendencia de querer esos estímulos rápidos y cortos. Con paciencia podrás ajustar tu vida de manera que la dopamina trabaje a tu favor y no al revés.

En conclusión

Este capítulo te ayuda a **identificar** y comprender **desequilibrios** en tus niveles de dopamina, algo que puede afectar directamente tu salud mental y bienestar. Conocer los **síntomas** de la deficiencia y el exceso de esta importante sustancia neuroquímica te permitirá reconocer señales en tu vida diaria y actuar con rapidez.

Los principales indicios de que podrías tener bajos niveles de dopamina incluyen la falta de **motivación** y la incapacidad de disfrutar las actividades que antes te gustaban. La deficiencia de dopamina puede afectar tus **comportamientos** y tu estilo de vida de diferentes maneras.

Por otro lado, el exceso de dopamina está relacionado con conductas impulsivas que pueden influir negativamente en tus decisiones personales. Para ayudarte a evaluar si tal vez tienes un desequilibrio de dopamina, ya sea en exceso o defecto, te hemos proporcionado una guía práctica.

Es importante entender cómo la dopamina está conectada con varios **trastornos** mentales, especialmente aquellos relacionados con la depresión y la atención.

Te animamos a que pongas en práctica esta valiosa **información** en tu día a día. Si tomas conciencia de ello y haces los ajustes necesarios, podrás mantener en equilibrio tu bienestar mental y emocional. ¡Recuerda que está en tus manos hacer pequeños cambios para mejorar tu vida!

Capítulo 5: La ciencia de la regulación de la dopamina

¿Te has preguntado alguna vez por qué ciertas cosas te hacen sentir tan bien mientras otras te dejan indiferente? Bueno, déjame contarte algo... estás a punto de adentrarte en un terreno fascinante. En este capítulo, vas a **descubrir** cómo tu **cerebro**, sí, tu propio cerebro, tiene la capacidad de **transformarse** de maneras que ni te imaginas. Piensa en mí como un guía, y en lo que tienes frente a ti, como una llave que abrirá los **secretos** de esas sensaciones tan intensas que a veces experimentas. ¿Suena interesante, verdad?

Desde cómo manejas el **estrés** hasta los pequeños cambios en los **químicos** de tu mente, todo está más conectado de lo que crees. No necesitas ser un experto en ciencia para sacarle provecho a esta información. Seguramente, al final te darás cuenta de que **comprender** estos procesos es casi como tener una **ventaja** secreta en la vida.

Neuroplasticidad y Dopamina

La **neuroplasticidad** es un concepto fascinante que te habla sobre la capacidad del cerebro para cambiar, adaptarse y remodelarse a lo largo de tu vida. No es algo fijo. Cambia conforme vives diferentes experiencias, aprendes nuevas habilidades o incluso como respuesta a daños cerebrales. Pero, ¿por qué es importante esto cuando piensas en la **dopamina**? Porque la manera en que tu cerebro responde, regula e interactúa con la dopamina está íntimamente relacionada con su capacidad para reconfigurarse.

Cuando hablo de neuroplasticidad, simplemente me refiero a la flexibilidad de tu cerebro, como una plastilina que se puede modelar según lo que vives. Este fenómeno no solo es esencial para aprender, sino que también permite al cerebro ajustar sus "cables" internos para un mejor funcionamiento general. Imagina que tu cerebro es como una enorme red de caminos. Algunos están más transitados que otros. Pues bien, si empiezas a usar más un camino que antes estaba olvidado, digamos porque pegas algún mal hábito, el cerebro lo reforzará como si fuera una autopista nueva. Pero lo mismo pasa cuando comienzas a practicar una nueva actividad que, vamos a decir, es buena... Esas conexiones viejas, que ya no te funcionan, se debilitan y se reemplazan con rutas nuevas y más eficientes.

Ahora, con la dopamina, esas conexiones están en juego. La dopamina es como una chispa en tu motor de **recompensa**. La manera en que tu cerebro se reconecta para manejar los niveles de dopamina puede cambiar mucho según lo que haces. Por ejemplo, si habitúas a tu cerebro a ciertas actividades placenteras, como revisar el móvil a cada rato, estas pueden llegar a exigir lo mismo en busca de esa propiedad gratificante... como si estuvieras buscando un premio constante. Pero gracias a la neuroplasticidad, puedes entrenar al cerebro para responder de manera distinta. Esta habilidad es prometedora para ajustar y encontrar un equilibrio en tus sistemas de dopamina. Sí... ajustar y reajustar, como cuando uno va grabando sobre un casete.

Es asombroso pensar que, al practicar cosas diferentes, tu cerebro cambia para ayudarte a sentirte mejor con nuevas formas de recompensarte. Y esto no se queda en la teoría. Puedes también utilizar esta capacidad en tu día a día, para impactar positivamente tu regulación de dopamina. Imagínate que llevas unas semanas practicando **meditación** o mantienes ejercicios diarios… lo que estás haciendo es darle a tu cerebro nuevos moldes. Y es gracias a la neuroplasticidad que este proceso es posible. Deja que tu cerebro remodele esos caminos –o reduzca adicciones a rollos dañinos–, creando nuevas y saludables formas de estímulos placenteros.

Y sí, algo clave para esto es realizar actividades que promueven la neuroplasticidad. Pero... ¿qué actividades, exactamente? Sabemos qué puedes hacer para potenciar estos cambios en el cerebro. Actividades como:

• Meditar – calma la mente y es como un viaje hacia tomar el control de la mente.

• Hacer **deporte** – dinamiza no solo el flujo, sino también el sentimiento de bienestar en todo el cuerpo.

• Dormir lo suficiente – tu cerebro "reorganiza" y repara mientras duermes.

• Estar socialmente activo – mejorar las interacciones humanas contribuye a una conexión más rica.

• Aprender cosas nuevas – aprende otro idioma, un juego, una habilidad, es un modo de entrenar la neuroplasticidad.

Estas actividades ayudan no solo a aprovechar la neuroplasticidad, sino también a regular la dopamina para mantener el **equilibrio**; como unos cuantos cables retocados con gafas nuevas y emoción cuidada. En resumen, con solo ser constante en prácticas simples, estás no solo construyendo un cerebro fuerte y adaptable, también arrebatándole la dirección a la dopamina, entrenándola para que sí, busque lo bueno y sano... en cada curva de su trayecto.

El Papel de los Neurotransmisores en el Equilibrio

Cuando hablas de la función de la **dopamina** en el cerebro, es imposible ignorar cómo interactúa con otros químicos, como la serotonina y la norepinefrina. Todos estos **neurotransmisores** trabajan juntos para mantenerte en balance, como si fueran piezas de un rompecabezas que, al juntarse correctamente, crean una imagen completa de bienestar. La dopamina, esa chispa que te ayuda a buscar recompensas y sentirte motivado, no hace todo el trabajo ella sola.

¿Por qué? Porque la **serotonina**, que regula el estado de ánimo y la calma, funciona de forma complementaria. Si la dopamina te impulsa a actuar, la serotonina garantiza que no te desbordes, manteniendo un control sobre tus emociones para que no se vayan por las nubes ni caigan en el abismo. Es como si la dopamina fuera el acelerador, mientras que la serotonina es el freno, ambas necesarias para que tu cerebro pueda moverse de manera fluida. Por eso, sin el balance entre ellas, podrías encontrarte en un sube y baja emocional que parece no tener fin. Es importante que reconozcas cómo estas sustancias químicas se interrelacionan para mantener un **equilibrio** emocional.

Además, hay que mencionar a la **norepinefrina**, que se alinea más con la alerta y la concentración. Si hay demasiada, podrías sentirte ansioso, pero si falta, entonces podrías estar en modo perezoso todo el día. Aquí, tanto la dopamina como la norepinefrina interactúan en la forma en que reaccionas a situaciones estresantes. La norepinefrina puede darle un empujón a la dopamina para que actúe cuando, por ejemplo, necesitas reaccionar rápidamente a un suceso inesperado. Y si estás demasiado relajado – culpa de la serotonina o falta de norepinefrina, según sea el caso – la dopamina no tendrá tanta eficacia para motivarte a hacer las cosas que te hacen feliz o mantener esa chispa necesaria. Lo más útil es cuando todos estos químicos se encuentran en sus niveles adecuados – ni demasiado altos ni bajos, en clave armonía cerebral.

Esto nos lleva a una situación más amplia: cómo los **neurotransmisores** equilibrados no solo te mantienen cuerdo, sino sintonizado y en armonía. Porque, vamos, estar calmado y feliz suena al sueño de cualquier persona, ¿no crees? Muchas veces en la vida diaria, especialmente en un mundo tan agitado como el de ahora, mantener estos niveles equilibrados es una de las cosas más difíciles de lograr. Pero vale la pena. Equilibrar los sistemas de neurotransmisores no es solo integral para tu bienestar emocional, sino para tu salud cognitiva total. Mantiene tu concentración, seguridad en ti mismo, estabilidad emocional y hasta la medida adecuada de placer para permanecer un tanto satisfecho pero también hambriento de nuevos desafíos – trotando a un buen ritmo en la constante carrera que conocemos como vida.

¿Qué tal recordarlo visualmente con algo que podríamos llamar "la Rueda de Balance de Neurotransmisores"? Imagínate una rueda cuyo centro es un cerebro bien equilibrado. Los radios incluyen varios de estos **neurotransmisores** principales: dopamina, serotonina y norepinefrina, conectados profundamente al núcleo para estabilizar y hacer girar ese eje principal. Cada uno tiene un papel importante; energizan el cerebro, lo activan y lo relajan, manteniéndolo, tal como en una máquina perfectamente ajustada, absolutamente en buen ritmo.

Por supuesto, si alguno de estos radios tiene más peso, ese desajuste se notará. La rueda tenderá a fallar – podría rodar algo torcida, desbalanceada. Lo ideal es una rueda – y por ende, un sistema de neurotransmisores – que esté bien ajustada para que empieces a girar con sincronía todos los días. O al menos la mayoría... porque nadie está perfecto siempre, ¿no?

Bien ajustada, "la Rueda de Balance de Neurotransmisores" hace fácil la coordinación e integración entre estas sustancias químicas. Puedes ver todos estos como engranajes que necesitan lubricación regular para que puedas mantener tu mente ágil. Es la **flexibilidad** que mantiene a ese esquema uniéndose en cada movimiento que realizas. Esto es lo que en realidad se llama equilibrio.

Receptores de Dopamina y Sensibilidad

Cuando hablamos de la **dopamina**, uno de los actores más importantes en esta historia son los receptores de dopamina. Estos reverendos receptores son como puertas de entrada en tus neuronas, permitiendo que la dopamina "toque la puerta" y transmita el mensaje. Básicamente, tu cerebro tiene muchos lugares clave donde la dopamina puede crear una reacción, y estos "puntos de entrada" son los receptores. Piensa en ellos como una clave y una cerradura—la dopamina es la llave y los receptores son las cerraduras.

Lo interesante es cómo estos receptores afectan la **señalización** de dopamina. Cuantos más receptores tengas, y cuanto más sensibles sean, más efectiva será la señal de dopamina. Es como subir el volumen de tu canción favorita, cada pequeño detalle se aprecia mejor. Pero, si tus receptores están menos sensibles o has perdido algunos, esa música ya no suena tan potente. Entonces, cuando te das un festín de dulces, o terminas una tarea pendiente, tu satisfacción general podría disminuir.

El problema surge cuando, debido al estilo de vida, a veces bombardeas tanto esta señal con cosas placenteras (pues, ¿a quién no le gustan esos pastelitos?), que los receptores pueden tomar su "descanso", o incluso reducirse en número. Este mecanismo de **adaptación** es parte de lo que complica situaciones como la adicción, ya que buscas más pero obtienes menos placer del mismo estímulo. Ya sabes, mucha oferta hace que el receptor sea más selectivo en lo que escucha.

¿Y entonces, qué afecta la cantidad o la **sensibilidad** de estos receptores? Aquí es donde se complica. La **genética** definitivamente juega un papel—puedes nacer con más receptores o con una sensibilidad más "fina" a la dopamina. Es como si, biológicamente hablando, algunos estuvieran en una "versión de lujo" del modelo de recepción, mientras otros tal vez tengan que hacer unos ajustes más para llegar al mismo nivel de satisfacción. Pero no todo se lo has de achacar a lo genético. También hay factores ambientales que afectan, como el estrés, malos hábitos alimenticios, falta de sueño, o incluso el hábito de recompensarte constantemente, todo esto va acumulando mucho ruido en tu sistema de receptación.

Pasemos a un tercer punto, ese que podrías encontrar interesante. Porque quizás sientes que, últimamente, "ya nada te emociona tanto" y quieras darle un pequeño ajuste a tus receptores de dopamina para que vuelvan a estar como nuevos. ¿Un **reinicio**, tal vez? Aquí entra en acción lo que llamamos el "Protocolo de Reinicio de Receptores de Dopamina". Y no tiene por qué ser complicado, todo se trata de hacer algunas elecciones conscientes cada día.

Primero, cuidado con las sobrecargas de dopamina. Por ejemplo, reduce esa andanada de golosinas, esas mini-vacaciones constantes al 'scroll' infinito de redes sociales, o incluso, las bebidas energéticas. Todo esto va directo a tus receptores como descargas eléctricas y tienes que dejarlos descansar si quieres que vuelvan a hacer bien su trabajo.

Segundo, introduce un poco de ayuno de dopamina. No, no es solo dejar de comer por un rato, sino pausar algunos **estímulos** frenéticos. Eso significa poner en pausa algunas actividades hiperdivertidas—por, digamos, un par de días a la semana—incluso podría ser adictivo digital, darle una tregua al Instagram o TikTok por los fines de semana.

Y finalmente, cuida tu mente y tu cuerpo—lo normal, alimentarte bien, dormir lo suficiente, y mantenerte activo. Resulta que estos hábitos restauran naturalmente tu equilibrio y permiten que tus receptores se regeneren— ¡también necesitan de su regeneración! Así puede que sientas más **satisfacción**, menos vacío y un brillo renovado por las cosas simples de la vida.

La Conexión entre Dopamina y Estrés

Muchas veces el estrés y la dopamina pueden parecer como dos ingredientes en una receta mala. Cuando estás bajo **presión** o tensión constante, tu cuerpo responde enviando cortisol, también conocido como la "hormona del estrés". Funciona como una señal de alarma en tu cuerpo, haciendo que estés en un estado de alerta y listo para reaccionar. Pero aquí está el truco sucio: el cortisol y la dopamina no se llevan muy bien.

El dilema es que, cuando el estrés aumenta tus niveles de cortisol, puede bajar la función de la dopamina. Es como si estuvieras manejando un coche a toda velocidad y de repente, se te olvidara prestar atención al aceite. El coche todavía funciona, pero de forma menos eficiente, y esa falta de eficiencia comienza a hacerse evidente. A largo plazo, cuando vives en un estado constante de estrés crónico, puede que sientas que tu capacidad para sentir **placer** o motivación esté en declive.

Y tiene sentido, ¿verdad? Te desgastas tanto tratando de afrontar los **desafíos** diarios que acabas agotando los "recursos" químicos en tu cerebro que te hacen sentir alegre y motivado. Sufrir estrés crónico a lo largo del tiempo es como drenar las baterías de tu sistema de dopamina: terminas funcionando a media marcha.

Ahora, si esto te parece mal, podrías preguntarte cómo escapar de esa trampa. La buena noticia es que puedes actuar por delante del problema. Y aquí es donde hemos llegado al tema del **equilibrio** entre ambos: mantener la dopamina equilibrada en un ambiente con presión no es sencillo, pero no es imposible.

Antes de sumergirnos en la parte práctica, tenemos que atar los conceptos. Ya vimos cómo el cortisol interfiere con la dopamina. Eso no solo afecta tu estado de **ánimo**, sino que también hace que estés menos dispuesto a afrontar nuevas tareas con energía. En cierto modo, estás atrapado en un ciclo en el que el cortisol te mantiene alerta, pero tu falta de dopamina te deja sin la habilidad de disfrutar ese estado de alerta. Es como cuando estás buscando desesperadamente en la noche dentro de un cajón desordenado para encontrar lo que necesitas, pero no logras saborear la victoria.

Bien, ahora que hemos conectado esos dos conceptos, veamos cómo podemos salir de esta encrucijada con un plan sencillo para regular el estrés sin pelearnos con nuestra dopamina.

Técnica de Regulación de Estrés y Dopamina

Uno de los métodos más eficientes para mitigar el impacto negativo del estrés en tu química cerebral es a través de prácticas simples que puedas realizar cada día. Porque claro, no todo tiene que ser una solución mágica o demasiado técnica. A veces, lo simple es lo que más ayuda.

Aquí te paso algunos consejos prácticos:

- **Respira** hondo. Tomarte un pequeño descanso no siempre significa dejar de hacer cosas. Date un minuto para, literalmente, respirar profundo. Este tipo de pausa no solo te ayuda a bajar el cortisol, sino que permite que la arrogancia del estrés le deje el camino libre a la dopamina.
- **Muévete**. Puede sonar como algo simple, pero hacer ejercicio físico ligero tampoco requiere ser una maratón diaria. Menos es más aquí. Un paseo corto o estirar el cuerpo frente a la ventana por unos minutos pueden ser todo lo que necesitas para recargar combustible dopaminérgico.
- Desconéctate, un momento al día. Significa alejarte un momento de lo que más carga tenga, un cambio de entorno físico y digital también le da la oportunidad a tu cerebro de cambiar de canal y reiniciar funciones. Nuevamente, lo básico tiene su magia.

Siguiéndolas de manera flexible, estas prácticas son toques simples que te van a calmar en el día a día y a la vez, dar luz verde a tus niveles de dopamina. El tema es acostumbrarte lento y a tu paso.

Recuerda, enfrentar el estrés es algo personal, y encontrar la técnica adecuada vale explorar distintas soluciones hasta encontrar la tuya. ¡Por pequeños que parezcan, son pedazos de un **balance** que te ayudarán a mantener esa chispa y no solo sobrevivir sino disfrutar realmente a pesar de las colinas de la vida!

En conclusión

Este capítulo ha sido una **guía** sobre cómo el **cerebro** puede cambiar y adaptarse, especialmente en cuanto a la **regulación** de la dopamina. Se resaltó la importancia de entender cómo funciona esta química cerebral y las formas en las que puedes influirla para tu salud.

En este capítulo has visto qué es la **neuroplasticidad** y por qué es importante para regular la dopamina. También has aprendido cómo tu cerebro puede "reorganizarse" para ajustar el equilibrio de dopamina en respuesta a ciertos cambios.

Se te han presentado **actividades** que puedes hacer para mejorar la regulación saludable de dopamina, así como la relación entre la dopamina y otros **neurotransmisores**, destacando la importancia del equilibrio para la salud cerebral.

Además, se te ha explicado cómo los **receptores** de dopamina influyen en la sensibilidad a esta sustancia y qué factores afectan su funcionalidad.

Aplicar lo aprendido te permitirá entender mejor tu mente y cuidar de tu salud cerebral, logrando un **equilibrio** que potencie tu bienestar general. Toma estos conocimientos y ponlos en práctica, notarás cómo pequeños cambios pueden hacer una gran diferencia en cómo te sientes. ¡Ánimo, tío!

Capítulo 6: Nutrición para el equilibrio de la dopamina

¿Alguna vez te has preguntado cómo lo que **comes** puede influir en cómo te **sientes**? Yo también, y por eso te traigo este capítulo. Aquí indagamos juntos en cómo la **comida**, los suplementos y hasta beber agua pueden jugar a tu favor para que te sientas mejor. Porque, al final, ¿quién no quiere aprovechar cada **bocado** para alcanzar una sensación de **bienestar**?

Me gustaría mostrarte que no se trata solo de seguir una dieta. Es más bien entender cómo encajan ciertos **hábitos** diarios para que ese estado de ánimo positivo, esa chispa, la sientas más a menudo. A veces, se trata simplemente de elegir mejor lo que llevas a tu boca y cuándo lo haces.

Te invito a comprobarlo. Sin tanta teoría ni palabras complicadas, veamos cómo pequeños **cambios** pueden marcar una gran **diferencia** en tu vida. Descubrirás que con ajustes sencillos en tu alimentación, podrás notar mejoras en tu estado de ánimo y energía. ¡Adelante, exploremos juntos este fascinante mundo de la nutrición y el bienestar!

Alimentos que aumentan naturalmente la dopamina

Aquí estamos, hablando de **comidas** que pueden ayudarte a mantener la dopamina en niveles óptimos. Imagínate que cada uno de estos alimentos es como un pequeño ladrillo que va construyendo un muro fuerte de bienestar mental. Bueno, empezamos con los precursores: la tirosina y la fenilalanina. Dos nombres un poco largos, pero que básicamente son los "ingredientes secretos" para que tu **cerebro** pueda fabricar dopamina.

Dentro de estos alimentos ricos en tirosina y fenilalanina, tienes varias opciones. Por ejemplo, los lácteos como el queso y el yogur son una fuente común. También el pollo y el pavo entran en esta lista. Ah, y no te olvides de los huevos, que además de ser súper versátiles en la cocina, también aportan esos preciados precursores. Otro héroe oculto es el pescado, en particular los más grasos como el salmón y la caballa. Legumbres como las habas, la soja, y lentejas también tienen lo suyo, para variar un poquito el menú.

Y si eres amante de los frutos secos, estás de suerte. Almendras, nueces y cacahuetes son un delicioso snack que podría ir lanzándote hacia un día más feliz y activo. Las semillas son otra tremenda adición – las de calabaza y girasol. Probablemente ya te estás imaginando llenando el estante de tu cocina, pero tranquilo, mejor lo organizamos bien. Solo recuerda que cuanto más variado sea tu plan alimenticio, mejor será todo.

Bueno, y es aquí cuando la biología se mezcla con lo sabroso. La **producción** de dopamina no solamente depende de la tirosina y la fenilalanina, ¡aunque son la base! Requiere también algo de ayuda extra de otros nutrientes y minerales, para asegurarse de que tu cerebro está funcionando como un reloj suizo.

Por ejemplo, las vitaminas B. Aquí estamos con la vitamina B6 y la B12 – probablemente ya las has visto en exámenes de laboratorio. No son tan fáciles de encontrar en cualquier cosa, pero hay en plátanos, aguacates, hígado de res y... cereales fortificados. También se encuentran en pescados como el atún y los mariscos. Entonces sí, agregar pescado a tu dieta no es solo un cliché saludable, sino que tiene todo el sentido cuando sabemos esto. Otros aliados que ayudan a convertir la tirosina en dopamina incluyen ácido fólico y Mg (magnesio para los compas). Uno lo encuentras en abundancia en verduras como las espinacas y el brócoli. Y el otro, en frutos secos, aguacates y legumbres-semillas.

Ahora, te estarás preguntando pero... ¿cómo meter todo esto en una **dieta** sin que sea aburrido? Pues bien, atando todo lo que hemos mencionado hasta aquí, te presento una idea: una Colección de Recetas para Aumentar la Dopamina. Como la salsa especial que lleva este toque extra.

Imagina preparar por la mañana una avena con yogur griego (ahí tienes la tirosina), acompañado de plátano en rodajas y almendras. Simple, rápido, pero interesante. En el almuerzo puedes irte con unas ensaladas creativas: espinacas, aguacate, semillas de calabaza, y un buen filetito de salmón a la plancha. A plenos colores, listo para fotos de Instagram y apto para la dopamina. ¿A media tarde tienes **hambre**? Pues el humus de garbanzos o unas nueces.

Cuando llegue la cena puedes seguir jugando... y hacerte una crema de brócoli, agregando un plato de garbanzos horneados con pimentón — sorprende a tu paladar con mucha variedad, pero sin perder de vista el objetivo. Aquí la magia radica en las **combinaciones**, usando un poquito de todo lo que tu cuerpo necesita para sentirse mejor. Con cada receta bien balanceada, estarías contribuyendo no solo a alimentarte bien, sino a construir el momento presente de la vida diaria con una melodía alegre, acompañada de **neurotransmisores** compañeros.

¡Buena vida y buen **provecho**!

Suplementos y Su Efecto en la Dopamina

Vamos a hablar de los **suplementos** que podrías considerar para equilibrar tus niveles de **dopamina**. Sabes que la dopamina es clave en lo que se refiere al estado de ánimo, la **motivación** y la sensación de bienestar. Y claro, hay ciertos suplementos que tienen la capacidad de apoyar esos niveles, haciendo que el trabajo de mantenerte balanceado no parezca tan cuesta arriba.

Entre los suplementos más conocidos, tienes la L-tirosina. El nombre suena complicado, pero lo que hace no lo es tanto. La L-tirosina es un **aminoácido** que se encuentra de manera natural en algunos alimentos y ayuda como un "combustible" para la producción de dopamina. Sería como darle a tu cerebro lo necesario para hacer su trabajo de manera más efectiva. Por otro lado, está el extracto de mucuna pruriens, que contiene levodopa, una forma directa del precursor de la dopamina. Esto quiere decir que aporta un atajo para que tu cuerpo tenga más dopamina disponible en menor tiempo. Sin embargo, teniendo en cuenta este mecanismo de acción, debes tener claro si realmente necesitas este tipo de apoyo antes de lanzarte a probarlo.

Un clásico en este mundo es la Rhodiola Rosea. Sí, esa planta súper usada en la medicina tradicional para combatir el **estrés**. Aunque no actúa directamente sobre la dopamina, tiene un efecto indirecto. Al reducir el cortisol, la "famosa" hormona del estrés, permite que la dopamina actúe con más eficacia. Algo así como limpiar la carretera para que el flujo de tráfico (en este caso, la dopamina) sea más fluido.

Siguiendo al hilo, es inevitable que te surja la duda sobre si realmente vale la pena tomar estos **suplementos**. La buena noticia es que los beneficios pueden ser notables, pero hay que mencionarte la otra cara de la moneda. Aunque entrar en la suplementación puede sonar como una comodidad a la mano, la verdad es que siempre existe el riesgo de pasar una línea delicada. Más dopamina no siempre es la respuesta, y mucho menos si esa subida no viene mediada por el equilibrio con otros neurotransmisores o factores de salud general. Pueden presentarse efectos secundarios como ansiedad, insomnio u otros problemas relacionados con el exceso de dopamina. Así que aquí lo importante es no dar palos de ciego y entender que cada organismo responde de manera distinta.

Vamos pasando de las consideraciones generales hacia un enfoque más práctico. Porque seguramente te estarás preguntando cómo combinar estos suplementos de forma segura, sin caer en excesos ni contradecir el **balance** que buscamos. Aquí te dejo la guía "Dopamine Support Supplement Stack", diseñada para que te acerques a la suplementación de manera eficaz, sin complicarte la vida:

• L-tirosina (500-1000 mg): por las mañanas, con el estómago vacío, 30 minutos antes de comer. Esto facilita que tu cerebro lo absorba mejor y produzca dopamina durante el día.

• Mucuna Pruriens (250-500 mg): idealmente separado de la L-tirosina. Evita tomarlo varias semanas seguidas para no agotar tus propias reservas de producción de dopamina.

• Rhodiola Rosea (100-300 mg): preferible por las tardes, como una estrategia para que no sobrecargues tu sistema nervioso central y sigas drenando el cerebro de recursos.

Y con esto, ya tienes un esquema afinado para ayudarte a mantener tus niveles de dopamina en **equilibrio**, pero insisto—la dosis correcta y la cautela son tus mejores aliados.

La Importancia de la Hidratación en la Producción de Dopamina

¿Sabías que la cantidad de agua que bebes puede influir directamente en cómo te sientes? Parece **increíble**, pero la hidratación adecuada afecta a muchos aspectos de tu cuerpo, incluyendo algo tan importante como los **neurotransmisores**. Y aquí es donde entra la dopamina, ese mensajero químico que está trabajando duro para mantenerte motivado y, bueno, más contento en la vida.

Cuando hablamos de neurotransmisores, nos referimos a esas sustancias encargadas de transmitir señales en el cerebro, y la dopamina es una de las estrellas del show. Es la encargada de que sientas placer, logro, motivación... Todas esas cosas que resultan ser fundamentales para que tu día vaya bien. Pero, lo creas o no, si estás deshidratado, este proceso se ve trastocado. Una falta de agua en tu cuerpo no solo afecta tus músculos o piel, también afecta la producción y la función de la dopamina. Y es un problema porque prácticamente todos los órganos necesitan agua para funcionar correctamente, y tu **cerebro** no es una excepción.

Pero la cosa no se queda solo en la dopamina. La deshidratación afecta otros neurotransmisores, lo que se traduce en un cerebro que no opera al 100%. Entonces, si no estás bebiendo suficiente agua, podrías estar comprometiendo más de un proceso vital en tu cabeza.

¿Y qué pasa cuando no estás lo suficientemente **hidratado**? Pues, digamos que te cuesta mucho más concentrarte. Sientes ganas de hacer algo pero te falta ese "empujón extra". Te notas de mal humor y sin razón aparente. Te cuesta arrancar con las tareas del día o llegas a derrotarte antes de empezar. Tu rendimiento cognitivo— bueno, tu capacidad para recordar cosas o hacer tareas—cae en picado. ¿Te suena?

La deshidratación puede llevar a una caída significativa en la energía y **motivación**. El cerebro tiene que trabajar aún más con menos, lo cual resulta en un efecto negativo en tu capacidad para concentrarte, recordar cosas, e incluso tomar decisiones. Es decir, olvidarte de llevar una botellita de agua durante el día puede ser la razón detrás de esa falta de motivación con la que a veces te encuentras luchando.

Entonces, queda la pregunta "¿Qué hacer?"—Aquí entramos en la Estrategia Óptima de Hidratación. La solución es sencilla, mantén las cosas básicas siempre en mente: Mantén el **agua** al centro de tu día. Intenta tomar un vaso de agua nada más levantarte—ayudas al cuerpo a recuperarse del ayuno nocturno, y ya estás un paso adelante. Lleva contigo una botella durante el día y, si puedes, marca ciertos momentos para acordarte de beber una cantidad decente. Tal como podrías separar un tiempo específico para comer bien, haz lo mismo para hidratarte.

Asegúrate de que el agua que bebes se note en tu **corpus** día a día. No es solo una táctica; hacerlo puede traer beneficios duraderos. Experimenta con infusiones de frutas si te aburre tomar agua pura todo el tiempo, o prioriza alimentos ricos en agua como pepinos o sandías. Proponte comer más de estas frutas y verduras que no solo te dan vitaminas, sino que te ofrecen el aporte de líquido que si algo estás necesitando, es totalmente natural. Es una forma simple y rica de mantener la hidratación levantando el hábito de beber constantemente.

Recuerda, sin caer en la exageración. No te obligues ni te ahogues con litros de agua encima solo porque sí. Escucha tu cuerpo y ajusta tus hábitos según sientas necesario, pero recuerda que mantenerte hidratado contribuye notablemente a una mejor producción de **dopamina** y, en fin, a vivir más centrado, más motivado y más feliz.

Horarios de Comidas y Niveles de Dopamina

Seguro que te gustan esos antojos entre comidas, pero ¿te has preguntado alguna vez cuándo y cómo lo que comes afecta tus niveles de **dopamina**? Pues, déjame decirte que el **horario** en el que comes, y la frecuencia con la que lo haces, puede tener un impacto grande en cómo se regula y se libera la dopamina en tu cerebro. Vamos a mirar esto más de cerca.

Muchos comemos porque tenemos hambre, o porque ha pasado mucho tiempo desde la última merienda. Pero resulta que nuestros cerebros tienen sus propios ritmos. Algunos lo llaman el "reloj biológico", y la dopamina también sigue esos ritmos. Mientras mantengas regularidad en tus **comidas** y no te saltes ninguna, tienes una mejor oportunidad de tener niveles de dopamina más estables. Por el contrario, si te saltas comidas, tu cuerpo puede bajarte los niveles de esta hormona justo cuando más la necesitas, lo que puede influir en cómo te sientes y cuánto te motivas para hacer las cosas. ¿Te imaginas empezar tu día sin desayunar? Puede que te estés robando esa pequeña patadita de motivación que te da la dopamina en la mañana.

Ahora, quiero hablarte un poco sobre algo que se empieza a ver en estos días: el **ayuno** intermitente. No, no por moda, sino porque parece tener un efecto interesante sobre la sensibilidad de tu cerebro a la dopamina. Resulta que, al permitir ciertos períodos sin comida, el cuerpo tiene tiempo para reducir el exceso de liberación de dopamina que puede hacerte menos receptivo. En resumen, estos períodos de ayuno pueden ayudar a tu cerebro a decir "oye, ya me siento satisfecho y motivado", sin tener que liberarla en exceso. Pero ojo, no es para que pases días sin comer. La clave es comenzar despacio, tal vez con 12 horas sin comer, de noche a mañana, e ir ajustándolo a ti. Tu cerebro te lo agradecerá despertándote sintiéndote más enfocado y con ganas de hacer lo que toca.

Hemos hablado de no comer a lo loco y hasta de ayunar moderadamente. Pero quiero que te lleves algo más práctico, así que vamos a ver un "Horario de Comidas Optimizado para la Dopamina". Mira, es sencillo y no tienes que seguirlo al pie de la letra, pero aquí va por si te sirve de referencia:

• **Desayuno**: Debería ser tu prioridad. Lo ideal sería que comas unas 2 horas después de levantarte. Un buen desayuno te impulsa a lo largo del día.

• **Almuerzo**: Unas 4-5 horas después de desayunar. Esto ayuda a evitar bajones y mantiene tu energía.

• Merienda Tarde: Aquí es opcional, pero si cenas tarde puede ser de ayuda.

• **Cena**: Hazlo temprano. Comer cerca de la hora de irte a la cama podría alterar ese "reloj biológico" y hasta podría estropearte el sueño.

Fácil, ¿no? Recuerda que esto no significa ser rígido. Lo importante es evitar estar sin comer por periodos largos o, si estás considerando el ayuno intermitente, hacerlo progresivamente. Con estos simples ajustes en tu estilo alimenticio, estás ayudando a que tus niveles de dopamina estén justo donde deben estar... y a que esos momentos de "no tengo ganas de nada" sean, como se dice, menos frecuentes.

Ejercicio Práctico: Diseñando un Plan de Comidas Favorable a la Dopamina

Para empezar, lo primero es echar un vistazo a lo que estás **comiendo** ahora mismo y ver dónde puedes afinar un poco. Todos tenemos esos hábitos que a veces pasan desapercibidos, como el café con demasiada azúcar por las mañanas o ese picoteo de bollería a media tarde. No se trata de sentirte mal por lo que comes, sino de ser consciente y buscar formas más amigables con tu dopamina.

Piensa rápido en un día típico de tus **comidas**. ¿Cuántos alimentos naturales consumes? ¿Tienes suficiente variedad o acabas comiendo lo mismo cada dos por tres? Identificar esas áreas donde podrías aprovechar mejor los alimentos es clave. Por ejemplo, si después del almuerzo notas una caída en tu energía, esa podría ser una señal de que necesitas ajustar lo que estás comiendo.

Una vez que tengas claridad sobre tus hábitos actuales, llega el momento de hacer una lista de la **compra**. Pero nos vamos a centrar solo en alimentos que realmente te ayuden a sentirte mejor, tanto a corto como a largo plazo. Hay ciertos grupos de alimentos que son totalmente agradecidos para tus niveles de dopamina: cosas como las frutas, nueces, pescado y algunos tipos de carne magra. Armar una lista te permite tener a mano opciones saludables que sabes que te harán bien.

Ya con la lista lista, pasamos a la **planeación**. Es hora de organizar las comidas de la semana de forma equilibrada y asegurarte de que cuenten con esos alimentos que ayudan a mantener la dopamina en buen estado. La idea no es complicarte la vida con recetas elaboradas. Más bien, busca platos simples que puedas preparar sin gastar demasiado tiempo o energía; piensa en opciones como un salmón a la plancha con una ensalada verde o un yogur natural con un puñado de almendras.

Es importante que la planificación incluya tanto el qué comes como cuándo lo comes. Aquí entra en juego la idea de los **horarios**. Ajustar la hora de las comidas a tu ritmo diario puede hacer una diferencia tremenda en cómo te sientes a lo largo del día. Algunos encuentran útil el ayuno intermitente, mientras que otros prefieren distribuir las comidas en porciones más pequeñas pero más frecuentes. Escucha a tu cuerpo y ajusta esos horarios, experimenta hasta encontrar lo que te funcione mejor.

Ya has hecho los planes y tienes las bases listas. Toca poner todo en **marcha**: llevar tu plan de comidas a la práctica y prestar atención a cómo te sientes con la nueva rutina. Aquí, mantén una especie de diario donde puedas anotar pequeños cambios en tu energía, tu estado de ánimo o incluso en la concentración. Es posible que notes alguna diferencia después de un par de días o quizá una semana.

Claro, nadie se conoce mejor que uno mismo, y con el tiempo, es fácil que te des cuenta de qué va funcionando mejor para ti. No dudes en ajustar algunas cosas, ya sea probar otra receta o redefinir los horarios si sientes que te traen mejores resultados. Cada pequeña modificación te acerca más a un estilo de vida alimenticio que realmente te mantiene en **equilibrio**.

Y por último, pero no menos importante, siempre hay espacio para ir agregando nuevos alimentos o combinaciones que resulten ricas en dopamina. Tal vez incluir más verduras, explorar frutas nuevas o probar diferentes formas de preparar los alimentos que ya disfrutas. Esto no solo mantiene tu dieta interesante, sino que también la hace mucho más efectiva. Al final, la clave es que este proceso sea algo **gradual** y con lo que te sientas a gusto... cada paso suma al resultado final.

En conclusión

Este capítulo te ha mostrado cómo la **alimentación** puede influir en los niveles de **dopamina** de tu cuerpo y cómo esto afecta directamente a tu estado de ánimo y **motivación**. A lo largo del texto, has aprendido sobre alimentos, **suplementos** y hábitos cotidianos que pueden ayudarte a cuidar tu **bienestar** de manera más efectiva.

Has descubierto qué alimentos son ricos en precursores de dopamina como la tirosina y la fenilalanina. También has aprendido cómo los **nutrientes** específicos juegan un papel crucial en la producción de dopamina en el cerebro. Además, ahora entiendes la relación entre la **hidratación** y el correcto funcionamiento de los neurotransmisores, incluyendo la dopamina.

Te has dado cuenta de que el horario de las comidas influye en la liberación y regulación de la dopamina. Incluso has explorado el impacto potencial del ayuno intermitente en la sensibilidad a este importante neurotransmisor.

Tu **alimentación** diaria puede ser tu mejor aliada para mantenerte motivado, enfocado y de buen humor. ¡Empieza a aplicar estos consejos y convierte tus comidas en una herramienta para tu salud mental! No olvides que cada bocado que das puede influir positivamente en tu bienestar general.

Capítulo 7: Actividad Física y Dopamina

¿Alguna vez te has preguntado por qué te sientes **increíble** después de hacer **ejercicio**, como si el mundo fuera un poco más brillante? Yo también he sentido esa **euforia** después de una buena sesión de actividad física. En este capítulo, descubriremos juntos cómo ese **movimiento** que parece tan simple es en realidad un poderoso recurso para activar ciertas sustancias en tu cerebro que te harán sentir más **feliz** y **motivado**.

Te llevo de la mano a conocer cómo diferentes tipos de ejercicio no solo transforman tu cuerpo, sino también, y quizás más importante, tu **mente**. Veremos cómo ajustar la intensidad y la duración de cada actividad. Además, de una forma práctica, podrás armar un plan de **entrenamiento** personal que seguramente hará que quieras moverte más... ¿Suena bien? Pues venga, vamos a sumergirnos en este tema apasionante.

El ejercicio como potenciador natural de dopamina

¿Sabías que **moverte** un poco puede hacer que tu cerebro se sienta fenomenal? Es interesante cómo la actividad física no solo te ayuda a mantener el cuerpo en forma, sino que también tiene un impacto directo en cómo te sientes. Sí, haciendo **ejercicio** básicamente empujas a tu cerebro a liberar dopamina, la famosa molécula de la felicidad. La dopamina no solo te hace sentir bien después de esforzarte, sino que también mejora la sensibilidad de tus receptores. En otras palabras, cuanto más te ejercitas, mejor respondes a esa dosis de "placer natural". Pero no se trata solo de sentirte bien un rato. Si lo repites lo suficiente, estarás condicionando a tu cuerpo y mente a una nueva manera de funcionar donde las recompensas se vuelven más significativas y las caídas, menos intensas.

Piensa en esto: cuando corres, levantas pesas, o simplemente caminas a buen ritmo, tu cerebro recibe una señal para "soltar" dopamina. Es casi como una recompensa inmediata. Después de todo, ¿a quién no le gusta sentirse un poco más feliz? Pero hay más en esa historia. A largo plazo, el **ejercicio** consistente puede hacer mucho más. Si eres constante, va a haber un efecto acumulativo. Esto significa que la eficiencia con la que tus receptores de dopamina responden mejorará, estabilizando tu ánimo de una forma que va mucho más allá de ese pequeño subidón que sientes inmediatamente después de entrenar. En pocas palabras, tus niveles de bienestar se mantienen más equilibrados en el tiempo.

Ahora bien, no solo es cuestión de practicar cualquier deporte a lo loco; se trata de entender cómo el ejercicio puede convertirse en un auténtico regulador de tu humor. Summer Taylor, una especialista en neurociencia, sugiere que una combinación de actividades aeróbicas con ejercicios de fortalecimiento resulta ser el combo perfecto para la función de la dopamina. Ella asegura que 30 minutos al día de este tipo de actividad conjunta es suficiente para empezar a sentir esa mezcla de **euforia** y estabilidad emocional. Es simplemente una rutina poderosa, diseñada para optimizar tus niveles de dopamina mientras cuida de tus articulaciones y tu resistencia física.

Y te estarás preguntando, ¿qué podría ser una rutina efectiva para ese aumento natural de dopamina mientras mantienes todos esos otros beneficios en la balanza? Te cuento una que te vendrá bien si lo tuyo es, no solo mantenerte en forma, sino sentirte más vivo y en paz:

• **Calentamiento**: 5 minutos de caminata ligera o marcha en el lugar.

• **Cardio**: 20 minutos de ejercicio aeróbico como correr a un ritmo pausado, andar en bici, o bailar.

• Fuerza: Como complemento, realiza 10 minutos de ejercicios de peso corporal: flexiones, sentadillas, y abdominales sencillos pero efectivos.

• Enfriamiento: Termina con 5 minutos de estiramientos suaves, enfocándote en las zonas que acabas de trabajar.

El truco aquí es ser constante. Ve probando pequeños cambios en la intensidad según te vayas adaptando, pero lo importante es hacer de esta rutina un **hábito**. Con algo sencillo como esto, no solo desarrollas una rutina sana para tu cuerpo, sino que tu química cerebral empieza a alinearse con esa idea de bienestar natural.

Entonces, cuando el mundo te ofrece tantas distracciones y búsquedas de felicidad momentánea, el ejercicio ahí está. No necesitas fármacos, ni soluciones milagrosas, solo voltéate, encoge los hombros y mecánicamente, empieza a moverte. Deja que tu propio cuerpo te cuide, te llene de **vida**, y que cada gota de sudor represente un pequeño ajuste en el delicado equilibrio de tus **neurotransmisores**.

El Efecto de Varios Tipos de Ejercicio

Cuando se habla de **ejercicio** y **dopamina**, no todas las actividades físicas tienen el mismo efecto. Por ejemplo, el entrenamiento aeróbico y el entrenamiento de resistencia pueden influir de manera diferente en tu estado de ánimo. Ambos son excelentes, pero trabajan de formas distintas sobre la producción de dopamina.

El entrenamiento **aeróbico**, como correr, nadar o andar en bicicleta, aumenta tu ritmo cardíaco por un buen rato. Este tipo de ejercicio es como un golpe seguro de dopamina. Si sales a correr cada mañana, probablemente sientas una pequeña ola de bienestar después de una sesión. Esto se debe a que el ejercicio aeróbico ayuda a liberar la dopamina, lo cual te deja con esa sensación de energía y optimismo cuando terminas.

En cambio, el entrenamiento de **resistencia** – hablamos de levantar pesas o ejercicios de alta intensidad como intervalos – lleva las cosas a otro nivel. Mientras desafías esos músculos y te esfuerzas, estás ayudando a tu cerebro a liberar dopamina de una manera diferente. Está más vinculado a la sensación de haber superado una prueba después de series intensas y pesadas. Es como si tu cerebro te dijera: "¡Listo, lo lograste! Aquí tienes un poco de dopamina como recompensa". Este tipo de entrenamiento puede tener un impacto significativo en cómo te sientes sobre ti mismo a largo plazo, por la satisfacción de mejorar tu fuerza o rendimiento y ver resultados tangibles.

¿Te preguntas cuál es mejor? Bueno, depende. Muchas personas descubren que variando entre aeróbicos y resistencia obtienen lo mejor de ambos mundos. La combinación de correr un día y entrenar pesas al siguiente puede ayudarte a mantener ese nivel de **motivación** alta continuamente. Este equilibrio parece ser una fuente segura de dopamina, ya que tu cerebro recibe los impactos combinados de claridad mental y logro físico.

Siguiendo esta línea de pensamiento, a veces simplemente cambiar la rutina es suficiente para darle un empujón extra a la dopamina. O sea, hacer algo nuevo o, si te sientes aventurero, intentar un desafío físico diferente. Y es que estos desafíos introducen una figura interesante en el juego: la dopamina anticipatoria. Cuando tu cerebro espera algo nuevo o desafiante, como aprender un nuevo deporte o esa clase extraña de yoga que siempre te recomiendan tus amigos, produce dopamina incluso antes de empezar. Este tipo de dopamina, la que está basada en la expectativa y la **novedad**, puede hacer que sientas esa chispa de alegría antes de pegar la primera patada en capoeira o hacer el primer barrido sobre la tabla de paddle surf.

Y si me preguntas, algunos tienen razón al sugerir que no hay "suficiente sorpresa" en nuestras vidas de ejercicios. Tal vez establecer una rutina que tenga espacio para la novedad garantizará que sientas un auge constante de dopamina cada semana. Incluso si no eres fanático de nunca repetir ejercicio, es interesante revisar si tu actual rutina necesita espacio para retos periódicos.

En este contexto, la Matriz de Variedad de Ejercicio puede ser útil. Piensa en ella como una tabla de referencia rápida que combina diferentes tipos de ejercicio, días específicos y niveles de desafío para mantener las cosas interesantes. La idea es mezclar diferentes modalidades, asegurando un fluir constante de dopamina cada semana. A lo largo de un mes, podrías integrar lo siguiente: lunes de correr, martes de pesas, miércoles de algo inusual como escalada, jueves descanso, viernes spinning, y como bonus, el fin de semana tómalo libre o prueba una clase como fitboxing. Al mezclar entrenamiento tradicional con actividades novedosas y desafiantes para ti, estimulas la dopamina desde diferentes frentes y mantienes el **aburrimiento** a raya.

Con actividades así estructuradas en una matriz variada, no solo te mantendrás **motivado**, sino que cuidarás de tu cerebro literalmente, cada paso del camino.

Duración e Intensidad Óptimas para la Liberación de Dopamina

A veces **piensas** que el ejercicio debe ser extenuante para realmente hacer algo bueno por tu cuerpo, pero eso no es del todo cierto. Para mantener niveles saludables de dopamina, la clave está en encontrar el punto medio adecuado: ni demasiado, ni demasiado poco.

Entonces, ¿qué tanto y qué tan intenso? Para liberar dopamina de manera efectiva, se recomienda que **hagas** ejercicio durante al menos 30 minutos, de cuatro a cinco veces por semana. No necesitas correr una maratón cada día. De hecho, sesiones más cortas, pero regulares, pueden ser mejor para tu cerebro cuando se trata de estabilizar esta importante sustancia química.

En cuanto a la intensidad, no se trata de que estés jadeando como si hubieras corrido una carrera de 100 metros. Más bien, el **ejercicio** debe ser lo suficiente para que tu frecuencia cardiaca aumente, pero sin llegar a sobrecargar tu cuerpo. Un ritmo moderado es ideal— piensa en caminar a paso ligero, andar en bicicleta por la ciudad o nadar varias vueltas. Actividades en las que aún puedas mantener una conversación, pero sientas que estás usando tus músculos y poniéndote en movimiento, son, en general, las mejores para la dopamina.

El **equilibrio** aquí es esencial. Demasiado ejercicio intenso y prolongado podría tener un efecto opuesto sobre la dopamina— disminuyendo tus niveles en lugar de aumentarlos. En contraste, el ejercicio moderado pero constante te regalará un flujo continuo de dopamina, haciendo que te sientas bien sin la necesidad de pasar todo el día en el gimnasio.

Hablando de equilibrio, hay un concepto interesante que tiene mucho que ver con esto. Se le llama **hormesis** y puede darte una idea más clara sobre cómo el ejercicio ayuda a regular tu dopamina. Al principio, quizá suene como algo complicado, pero en realidad, la hormesis no es otra cosa que darle a tu cuerpo un "toquecito" (algo modesto pero significativo) de estrés, para que, en respuesta, se fortalezca. Es como si le dijeras a tu cuerpo, "oye, ponte las pilas".

La tradición del ejercicio entra aquí de forma directa. Si el estrés que aplicas al cuerpo no es desbordante (como cuando sigues las pautas de ejercicio moderado que mencioné antes), lo que ocurre es que tu cuerpo no solo se pondrá a la altura del reto físico, sino que tu cerebro responderá despertando a tu sistema dopaminérgico. Esto puede hacerte sentir más **despierto**, enfocado y rejuvenecido después de una buena sesión de entrenamiento.

Llegados a este punto, qué tal si ajustamos los consejos de antes para crear una especie de "prescripción" que te ayude a mantener tus niveles de dopamina en buen estado mientras haces ejercicio...

Una forma sencilla de verlo:

• **Duración:** Apunta a al menos 30 minutos por sesión.

• **Frecuencia:** Cuatro o cinco veces a la semana es suficiente, menos es poco, más es duro.

• **Intensidad:** Debes moverte lo bastante rápido como para sentir que trabajas, pero tranquilamente, lo suficiente como para poder hablar con alguien.

Esta es, por llamarlo de alguna manera, la "Prescripción de Ejercicio Optimizado para la Dopamina"...

¿Sencillo, no? Y bueno, esto no quiere decir que no puedas hacer deportes más intensos, solo que la forma continua y sólida de mejorar tus niveles de dopamina es manejando bien esa balanza entre cuánto te **mueves** y qué tanto desafías a tu cuerpo.

Incorporando el movimiento en la vida diaria

Moverte más, sin tener que hacer ejercicios intensos o ir al gimnasio, es posible. Tal vez te has dado cuenta, pero con pequeños **cambios** en tu rutina diaria, puedes aumentar tu actividad física sin que apenas lo notes. Y, de paso, contribuir a ese **equilibrio** que tanto buscas—incluyendo mantener tus niveles de dopamina bien afinados. Vamos, que no necesitas ponerte en plan atleta de maratón para sentirte mejor.

Una forma sencilla de empezar es aprovechar esas actividades cotidianas en las que habitualmente te quedarías quieto. ¿Tienes que hacer una llamada? Mejor camina mientras hablas. A lo mejor tardas un rato en responder correos, ¿por qué no hacerlo de pie? También podrías ponerte la meta de tomar las escaleras en lugar del ascensor, o estacionar el coche lo más lejos posible en el aparcamiento. Te aseguro que si incluyes un poquito de **movimiento** aquí y otro poquito allá, al final del día, tu cuerpo y mente te lo agradecerán. Aquí la clave es incorporar, no reemplazar lo que ya haces. Ni será necesario un cambio radical en tu vida.

Hablando de moverte más a lo largo del día, algo que muchas veces se nos olvida es simplemente romper con la monotonía de estar sentado y sedentario durante tanto rato. Bueno, sí está claro que si trabajas en una oficina, lo normal es pasarte varias horas frente a la pantalla. Pero hacer mini descansos de movimiento puede marcar la diferencia. Estoy casi seguro de que después de estar tanto rato sentado, sientes un bajón de **energía**, te cuesta concentrarte, incluso te pones de mal humor. De hecho, eso puede ser porque tus niveles de dopamina están influyendo y te lo están diciendo. La solución es más sencilla de lo que piensas. Puedes programarte para cada hora de trabajo, hacer una pequeña caminata, estirarte, dar algunas vueltas a tu escritorio, o simplemente ponerte de pie. Es como darle a tu cuerpo un respiro, una recarga natural que te conseguirá mantenerte enfocado y alerta durante más tiempo.

Además, estos pocos minutos de movimiento no afectarán tu **productividad**; al contrario, estarás más ágil mentalmente y la calidad de tu trabajo mejorará. De igual manera, incorporar estos descansos a tu rutina al final del día es una excelente manera de mantener tus niveles de energía y mejor disposición. Te sentirás más satisfecho con el día que terminas y con las cosas que has hecho.

Llegados a este punto, darte unos consejos más organizados para implementar estos cambios no estará de más. Aquí va una propuesta sencilla, pero bastante práctica: el "Plan de Micro-Movimientos de Dopamina". Podrías considerarlo una guía básica para incluir momentos breves que conlleven movimiento en tu día a día. La idea es dividir las horas que estás despierto en bloques de aproximadamente 60 minutos. A cada bloque le vas a poner un mini ritual de movimiento. Puedes mover los hombros, ponerte de pie mientras trabajas por un rato, caminar mientras hablas por teléfono, estirarte, o de plano, dar pequeños paseos por la oficina o la casa. No es acompañar el movimiento con gimnasia olímpica, sino integrar gestos naturales, nada forzado.

Así que aquí tienes: con estas **estrategias** sencillas, integrar más movimiento en tu vida diaria, no sólo será algo posible, sino también valioso para incrementar ese estado de **bienestar** que estás buscando. Al incorporar pequeños patrones como este "Plan de Micro-Movimientos de Dopamina" en tu día a día, estarás apoyando tanto a tu salud física como mental, y a su vez manteniendo tus niveles de dopamina en su punto. Estamos hechos para movernos, incluso si a veces parece lo contrario—y esos pequeños momentos de **actividad** que puedas sumar, ¡hacen toda la diferencia!

Ejercicio Práctico: Creando un Plan de Entrenamiento para Aumentar la Dopamina

Evaluar tu nivel de **condición física** y tus preferencias de ejercicio es un gran paso. Es como si te miraras en un espejo, pero no solo por fuera, sino también por dentro. Pregúntate: ¿cómo te sientes físicamente ahora? ¿Qué actividad te gusta hacer? Quizás nadas de vez en cuando o das paseos en el parque y te sientes más tranquilo al hacerlo. O tal vez te gusta el gym, pero te frustras con las rutinas repetitivas. Reconocer esto es importante, porque un plan de ejercicio que te impulsa a regresar requiere algo que realmente disfrutes. Aún más clave es considerar tu nivel actual de **condición física**. No tiene sentido proponerte correr una maratón cuando apenas te da la energía para subir unas escaleras, ¿verdad? Así que, tómate un tiempo para reflexionar y sé honesto contigo mismo. Así es como comienza todo, estando consciente de dónde estás y qué te motiva.

Ya que has evaluado tu estado físico y sabes lo que disfrutas, resulta más fácil elegir **actividades** que se alineen con tus intereses y objetivos. Aquí la idea es cambiar un poco—aunque sé que lo has oído mil veces—pero es verdad: la variedad es clave. Escoge algo que se sienta alineado con quién eres. ¿Te encanta estar al aire libre? Prueba correr, senderismo, o andar en bicicleta. Si prefieres el enfoque mindfulness, el yoga o el Tai Chi pueden ser lo tuyo. Además, cambia las actividades a lo largo de la semana. Mezcla cardio con pesas o intenta alternar entre el gimnasio y la naturaleza. Recuerda que no hay nada escrito en piedra, si el plan no funciona, puedes cambiarlo.

Teniendo tus preferencias claras y habiendo elegido las actividades que te motivan, es crucial que las programes en momentos óptimos para la liberación de **dopamina**. Está comprobado que la mañana temprano y el anochecer son dos de esos momentos mágicos. Piensa en el inicio del día: tu cuerpo está lanzando señales a diestro y siniestro, preparando tus hormonas y activando tu cerebro; añadir ejercicio aquí es como encender un turbo. Por otro lado, ejercicio por la tarde puede acompañar el bajón típico de energía, te mantendrá activo y te recargará justo cuando lo necesitas antes de finalizar la jornada.

Vayamos más allá, hablemos de cómo estructurar estos **entrenamientos**. Una clave para un entreno interesante es que necesites pensar en él. Sí, algo tan simple como cambiar de rutina o mezclar aeróbicos con sesiones de resistencia. Esto es enriquecedor para tu cerebro y favorece ese estimado rush de dopamina. Un ejemplo podría ser correr un día, hacer una rutina de fuerza el siguiente, y probar una clase de baile el fin de semana. ¡Sácale partido a lo que el cuerpo pida cada día!

No olvidemos esos momentos del día en los que estás quieto por demasiado tiempo. Incorporar breves **descansos** de movimiento es vital... no solo para tu físico, sino también para la dopamina en tu cerebro. Pequeños estiramientos de cinco minutos o caminar un poco en medio del día hacen una enorme diferencia. Te estarás moviendo y recibiendo pequeños estallidos de constante energía.

Por último (pero no menos importante), un plan de entrenamiento es como un **experimento** en vivo. Es decir, registra cómo te sientes. ¿Notas que tu estado de ánimo mejora tras alguna actividad en particular? ¿Duermes mejor? ¿Tienes más energía durante el día? Llevar un diario breve sobre tus emociones y el rendimiento de tu cuerpo es clave para ajustar y mejorar cualquier rutina. Lo que no se mide, no se puede mejorar, ¿verdad?

Eventualmente, observa qué tan favorable es en lo que el plan original flaquea. Cada día es una nueva oportunidad para ajustar lo que no te funciona del todo, ya sea agregar más días de descanso, aumentar el desafío o probar algo absolutamente diferente. Responde a tu cuerpo y adáptate, total, luego de ver estos cambios, te convertirás en un experto en **motivarte** y pararte para el próximo entreno… ¡sin siquiera pensarlo!

Nunca olvides que esto no se trata solo de mantenerte en forma, sino de mantenerte contento contigo mismo en todos los sentidos.

En conclusión

Este capítulo ha demostrado cómo la **actividad física** es una de las formas más efectivas de mejorar naturalmente la producción de **dopamina** en tu cerebro. Mantener un estilo de vida **activo** no solo promueve un cerebro sano, sino que también puede mejorar tu estado de ánimo y **motivación** diaria. Con esta práctica, estás dando un gran paso para cuidar de tu bienestar emocional.

En este capítulo, has aprendido sobre **ejercicios** específicos que pueden aumentar la liberación de dopamina, los beneficios tanto a corto como a largo plazo de mantenerte activo, y cómo diferentes tipos de actividad física afectan tu mente de distintas maneras. También has descubierto la mejor duración y nivel de **intensidad** que requieren tus entrenamientos, así como trucos simples para moverte más a lo largo del día y mantener tus niveles de **energía** estables.

¡Ahora es tu turno de aplicar estas prácticas en tu vida diaria! Recuerda que incluso los pequeños cambios pueden tener un gran impacto en cómo te sientes. Ponte en **movimiento** y disfruta de los innumerables beneficios que aportan cada ejercicio y cada paso. Con un cuerpo en acción, tu mente no solo será más feliz, sino también más poderosa. ¡No hay mejor momento para empezar que hoy!

Capítulo 8: El sueño y la regulación de la dopamina

¿Alguna vez te has **preguntado** cómo afecta el sueño a tu **estado** de ánimo durante el día? Yo también me lo he cuestionado muchas veces. No es solo cuestión de si dormiste bien o mal, hay mucho más que podrías no notar. En este capítulo, hablaremos sobre algo **profundo**, algo que podría cambiar completamente tu forma de ver tus noches de **descanso** y tus días de vigilia. Porque lo creas o no, el **equilibrio** de una pequeña sustancia en tu cerebro podría estar más vinculado a tus horas de sueño de lo que imaginas.

Imagínate sentirte lleno de **energía** y, como consecuencia, con menos estrés o ansiedad. Todo, con unos simples ajustes a tu rutina de sueño. A lo largo de estas páginas, te guiaré para que sientas esa **diferencia**. Verás esos pequeños **cambios** reflejados en tus días... y noches.

La Conexión Entre el Sueño y la Dopamina

El **sueño** es como una recarga para tu cerebro y, cuando funciona bien, mantiene tus niveles de **dopamina** en su lugar. Cuando duermes, pasas por diferentes ciclos, conocidos como las fases del sueño. Cada fase cumple un papel específico en la regeneración de tu cerebro, y la dopamina es parte clave de este proceso. Durante el sueño profundo, llamado sueño de ondas lentas, es cuando tu cerebro baja el ritmo. Aquí es cuando la dopamina también suele reducirse, permitiendo que los receptores de dopamina se tomen un respiro. Es como si estuvieran haciendo un mantenimiento, asegurándose de estar listos para el día siguiente.

Este ciclo natural que sigues durante la noche es crucial. Si por alguna razón, como despertarte varias veces o no dormir lo suficiente, ese ciclo se interrumpe, se afecta la **producción** de dopamina al día siguiente. Entonces, si esos niveles no se restauran bien, sentirás menos energía, menos **motivación**. En otras palabras, estar con el ciclo adecuado ayuda a que la dopamina se estabilice para enfrentar el día e incluso estar de mejor humor. Tener buenos hábitos de sueño puede mantener a tus receptores de dopamina sensibles y alertos para hacer bien su trabajo.

Pasando a otro punto importante, la falta de sueño puede destrozarte al día siguiente. Cuando no duermes bien, tu cerebro entra en un estado como de emergencia. Y aquí es donde las cosas se tuercen un poco. La privación de sueño reduce drásticamente la sensibilidad de los receptores de dopamina. ¿El resultado? Te sientes como arrastrando los pies, tus niveles de motivación bajan y, por si fuera poco, las **recompensas** que normalmente disfrutarías, como la comida o tu película favorita, no te darán el mismo placer. La dopamina no circula bien y para colmo esa baja en la función afecta la manera en que tomas decisiones, porque tus capacidades están atenuadas.

Es como intentar empujar una montaña... te falta la **energía** que normalmente te impulsa.

No dormir bien es casi una garantía de que te enfrentarás a un lío al día siguiente. De hecho, el impacto directo se hace sentir muy fuerte en cómo reaccionas incluso a las pequeñas cosas. Las recompensas cotidianas... Simplemente no sientes lo mismo. Sabes ese efecto gratificante de completar algo importante – cuando no duermes bien, ese efecto queda diluido. Sin suficiente combustible para las neuronas, el cerebro se convierte en un lugar más sombrío, menos conectado a los estímulos externos. Las cosas pierden sabor.

Para entender un poco más cómo todo esto se interrelaciona, vamos a echarle un vistazo al "Gráfico de Armonía Sueño-Dopamina." En este gráfico puedes ver cómo la dopamina sigue una danza con las diferentes etapas del sueño. En la REM, fase de sueño donde sueñas, hay una ligera subida en los niveles de dopamina que ayuda a consolidar la **memoria** y a potencialmente reforzar las recompensas futuras asociadas a las experiencias que has tenido. Es un ciclo fascinante, porque aunque la dopamina durante la mayoría de la noche se mantiene baja para ayudarte a descansar, es en los pequeños picos durante la fase REM que tu cerebro archiva recuerdos importantes y ajusta las expectativas de placer y motivación para el día siguiente.

Así funciona el sueño. Algo natural, pequeño redentor que tiene la habilidad de restaurarte física y emocionalmente cada noche, mientras regula los sistemas que controlan tu **felicidad** y motivación. Además de los niveles de dopamina, todo depende de que sigas una buena secuencia en estas etapas del sueño. Cada fase es un todo en su relación con otro ciclo, un largo túnel que te va preparando para estar en tu mejor forma y con la dopamina justa al amanecer.

Ritmos Circadianos y Producción de Dopamina

¿Alguna vez te has preguntado por qué sientes más **energía** en ciertos momentos del día y en otros lo único que deseas es descansar? Todo esto está regido por un elegante baile que sucede en tu interior: el **ritmo circadiano**. Este reloj interno, que tienes, regula no solo el sueño sino también la liberación de diversas hormonas, dopamina incluida.

Cuando despiertas por la mañana después de una buena noche de **sueño**, hay un ligero aumento de dopamina en tu cuerpo. Ésta te proporciona ese empuje necesario para arrancar el día. Es cuando dices "estoy listo para enfrentar lo que venga", es esa dopamina trabajando en perfecto equilibrio con el cortisol, la hormona del estrés que también sube de la mano con el primer rayo de sol. Poco a poco, a medida que avanza el día y realizas tus tareas, los niveles de dopamina suben y bajan de manera rítmica. Más alta durante ciertas actividades como cuando logras un objetivo, pero disminuyendo mientras te acercas al final del día, preparando tu cuerpo para descansar.

La interrupción de este ritmo natural, por ejemplo, quedándote despierto hasta tarde varias noches seguidas o trabajando en diferentes turnos, puede alterar completamente este **ciclo**. No solo afecta el sueño, sino que también destruye ese equilibrio de dopamina tan necesario para una mente equilibrada. Si tu rutina diaria se sale de ritmo y te mantienes despierto más allá del 'horario permitido', el cuerpo se confunde. Podrías notar que al día siguiente, en lugar de sentirte con energía al despertar, estés irritable, de mal humor o simplemente sin motivación. Esa disonancia causa esos picos y caídas en los niveles de dopamina, negativas para la estabilidad emocional. A la larga, esto puede llevarte a un agotamiento crónico, ansiedad o incluso depresión.

Sin embargo, tienes la oportunidad de devolverle esa armonía a tu cuerpo alineándote con el ritmo circadiano. Básicamente, aprender a utilizar la **dopamina** de forma más eficiente. Por ejemplo, puedes estructurar tus días de una manera que favorezca ese ciclo natural:

• Justo después de levantarte, dedica los primeros minutos a una breve caminata o alguna tarea que te entusiasme y te infunda energía. Esto mantendrá la dopamina surcando sus picos.

• Organiza trabajos o actividades más exigentes (mental o físicamente) para la mañana o las primeras horas de la tarde, cuando la dopamina está en sus niveles más óptimos.

• Reserva la tarde y la noche para tareas más relajadas. Esto ayuda a evitar un aumento innecesario de dopamina cerca de la noche y prepara tu cuerpo para el descanso.

Seguir estos consejos puede ayudarte a sentirte más estable emocionalmente a lo largo del día, aprovechar mejor esos picos de **energía**, y también a asegurar un sueño más reparador.

Alinearte con esta **rutina** no es solo dar prioridad al descanso, sino aprender a convivir en sintonía con tu propio cuerpo. Realmente, es un retorno a lo natural, y sentirás la diferencia en la forma en la que tu cuerpo funciona... y cómo ni los altibajos de la vida parecen afectarte demasiado.

Higiene del Sueño para un Equilibrio Óptimo de Dopamina

Lograr un buen **descanso** nocturno es fundamental para que la dopamina en tu cuerpo se mantenga equilibrada. Si piensas que dormir solo implica acostarte y cerrar los ojos, estás bastante lejos de la verdad. Lo que hagas antes de dormir tiene un efecto poderoso en esa hormona del bienestar, por lo que unas simples estrategias pueden marcar toda la diferencia.

Para empezar, es súper importante crear una **rutina** para dormir. Al igual que cuando eras niño y tenías un horario fijo para ir a la cama, como adulto también funcionas mejor cuando sigues un patrón similar. Irte a dormir y despertar a la misma hora todos los días — incluso los fines de semana— es clave. Esto puede parecer rígido, pero ayudará a tu cuerpo a regularse naturalmente, facilitando la liberación de dopamina en los momentos óptimos. Al final, tanto tu cuerpo como tu mente sabrán que "es hora de descansar", permitiendo que el sueño sea profundo y verdaderamente reparador.

Otras cosas que puedes hacer son minimizar la exposición a **dispositivos** electrónicos antes de dormir y asegurarte de que el ambiente de tu cuarto sea adecuado para dormir. ¿A qué me refiero? Bueno, esos teléfonos, pantallas de televisión y tantas otras cosas que emiten luz azul molestan bastante, ya que interfieren con la producción de melatonina y eso afecta tu dopamina también. Apagar las luces fuertes y dejar los dispositivos en modo "No molestar" al menos 30 minutos antes de acostarte pueden ayudarte a transitar suavemente hacia el sueño. Si aún te cuesta, leer un buen libro (uno relajante, claro) podría ser lo que necesitas.

El **ambiente** en el que duermes también tiene un papel fundamental. Un cuarto oscuro, fresco y tranquilo puede promover un mejor sueño. Si tienes problemas con ruidos molestos, puede ser útil contar con tapones para los oídos o, incluso, un sonido suave y constante proveniente de un ventilador que te ayude a mantener la calma. Y hablando de calma, considera usar plantas o aceites esenciales que tengas por ahí y que te aporten paz, como la lavanda, ideal para relajar los sentidos antes de ir a la cama.

Lo que te llevas dentro del estómago al acostarte impacta directamente en cómo te afecta el descanso. Meterte a la cama con el estómago lleno o vacío, especialmente de ciertos alimentos poco amigables, no es lo mejor. Comer una **comida** ligera antes de dormir es mucho mejor que devorar toneladas de comida. Piensa en cosas fáciles de digerir. Para dormir más tranquilo, es clave limitar el consumo de cafeína o alimentos muy grasosos antes de dormir. La cafeína, en particular, puede interferir con tu capacidad para conciliar el sueño profundamente y, adivina qué: rebaja la dopamina que tanto necesitas.

Para redondear las cosas, hablemos de algo muy práctico que llamo el "Ritual de Dormir Amigable con la Dopamina". Este ritual consiste en tres pequeños pasos que puedes adaptar según tus necesidades:

• **Relajación** al Dormir: Dedica 10-15 minutos a respirar profundamente. Eso hará que liberes cualquier tensión acumulada.

• Cierre Diario: Reflexiona sobre tu día. Agradece por algo bueno que haya ocurrido. Esto no solo te ayuda mentalmente, sino que programará tu cerebro para sensibilizarse a experiencias dopaminérgicas —por pequeñas o grandes que sean—.

• **Visualización** Luz Blanca de Sueño: Alimenta la idea de un descanso reparador perfilando en tu mente una luz blanca, queriendo imaginar cómo cada parte de tu cuerpo va entrando en un estado relajante. Así tu cerebro empieza a prepararse para un sueño profundo.

Adoptar buenas prácticas de higiene de sueño marca una gran diferencia en cómo la dopamina actúa en tu cuerpo. Claro, nada de esto se dará de un día para otro; es cuestión de **práctica** constante y de tomarte el descanso en serio. Enfocarte en dormir bien no solo te recargará de energía física sino también mental, ayudándote a enfrentar el día a día con una mente lista para captar todas esas pequeñas dosis de energía positiva que la dopamina ofrece.

La siesta y sus efectos en los niveles de dopamina

Vamos a hablar de la **siesta**, esa pausa corta en medio del día que a muchos nos parece más que necesaria. Para algunos, es un lujo; para otros, una rutina. Pero en cuanto a la **dopamina** se refiere, ¿realmente tiene beneficios o desventajas?

Resulta que echarte una siesta se ha considerado una forma eficaz de recargar las pilas, especialmente si has tenido una mala noche de sueño o si simplemente te sientes agotado por esas interminables horas de trabajo. La exposición constante al **estrés** y la sobrecarga de información puede provocar la disminución de los niveles de dopamina y, en consecuencia, afectar tu estado de ánimo. La siesta, al permitir que tu cerebro descanse y se recupere, puede regular esos niveles, devolviéndote cierta claridad mental y mejorando tu bienestar general.

Pero, ojo... no todo es miel sobre hojuelas. También hay un lado no tan bonito en todo esto. Si las siestas son demasiado largas, pueden interferir con tu sueño nocturno. Eso, como consecuencia, puede provocar un ciclo de sueño irregular y, a largo plazo, podría afectar negativamente tus niveles de dopamina. Sin mencionar que si te echas una siesta en el momento equivocado del día, podrías despertarte sintiéndote más aturdido que renovado, un fenómeno conocido como inercia del sueño. Esto puede contrarrestar cualquier efecto positivo, dejándote peor de lo que estabas antes de dormir.

Entonces, la clave está en hacerlo bien. Sacarás más provecho de una siesta si sabes cómo, cuándo y cuánto tiempo dormir.

Después de conocer estos posibles beneficios y desventajas, la verdad es que echarte una siesta estratégica podría ser una herramienta valiosa para optimizar tu **rendimiento** cognitivo y mejorar tu estado de ánimo. Pero, ¿cómo hacerlo? Acá es donde entra el truco de programar estas siestas en el ritmo del día. Los mejores momentos típicamente son entre la 1:00 p.m. y las 3:00 p.m. Este es un momento en que tu energía tiende naturalmente a desplomarse y, a nivel circadiano, a tu cerebro le vendría bien un descanso.

Otro tip: la **duración** de la siesta también es increíblemente importante. Las siestas de 10 a 20 minutos suelen ser ideales para sentirte renovado sin interferir en tu sueño nocturno. ¿Recuerdas esos episodios donde la cortina de la oficina hace lo posible por atraerte a las 2 de la tarde? Bueno, resulta que una micro-siesta podría hacer el truco para ayudarte a volver al ruedo, evitando esa pereza pos-siesta.

Ya tenemos la teoría, pero ¿cómo se ve todo esto en el día a día? Hablemos del "Protocolo de Siestas Estratégicas". Se trata de armar un plan, con horarios y duraciones diseñadas para maximizar los **beneficios** de regular la dopamina con esos siestorros sincronizados.

Aquí te va:

• Prime el tiempo justo: Hora óptima de la siesta: entre la 1:00 p.m. y las 3:00 p.m. Ya sabes, para no arruinar el resto del día.

• Máxima eficiencia: La duración perfecta es entre 10 y 20 minutos, lo suficiente para cargarte de **energía** sin desubicaciones.

• Si tienes más tiempo y ves que tus niveles de dopamina están por los suelos: Opta por una siesta de 90 minutos si realmente necesitas ese restablecimiento profundo.

Jamás subestimes el poder de una pausa corta y bien calculada, porque una siesta estratégica no es otro de esos placeres culposos, sino una herramienta legítima que te ayudará a mantener los niveles de dopamina **equilibrados** y el rendimiento cognitivo en su mejor punto.

Ejercicio Práctico: Desarrollando una Rutina para Optimizar el Sueño

Antes de pensar en mejorar tu **sueño**, es crucial que sepas cómo estás durmiendo ahora. Así que, evalúa tus patrones de sueño actuales e identifica áreas para mejorar. Empieza por observar a qué hora te vas a la cama cada noche y cuánto tardas en quedarte dormido. También sería útil notar si te despiertas durante la noche y cómo te sientes al despertar: ¿descansado o agotado? Hacer un diario donde anotes estas observaciones podría ayudarte más adelante para identificar en qué necesitas trabajar y ver qué podría estar causando esos momentos en los que no logras descansar bien.

Después de haber analizado estas observaciones, establece un **horario** de sueño consistente alineado con los ritmos circadianos naturales. Tu cuerpo tiene un reloj interno que funciona mejor cuando sigues un horario regular. Si te acuestas y despiertas a la misma hora todos los días, aumentas la calidad de tu sueño. Incluso los fines de semana. Puede que al principio resulte difícil acostumbrarte, especialmente si te gusta quedarte despierto hasta tarde los fines, pero con el tiempo, tu cuerpo comenzará a adaptarse y agradecerlo.

Una vez que tengas un horario consistente, es momento de crear una **rutina** relajante antes de dormir para señalar al cuerpo la regulación de dopamina. Aquí, el propósito es ayudar a que tu cuerpo se tranquilice naturalmente antes de acostarte. Podrías leer un libro, tomar una ducha caliente o, quizás, practicar algunas técnicas de respiración. La idea es que establezcas una rutina que se convierta en una especie de señal para tu cerebro, diciéndote que ya es hora de descansar. En mi experiencia, cosas simples como disminuir la intensidad de las luces o escuchar música tranquila también pueden ayudar mucho.

Y ya que hablamos de crear un ambiente propicio, optimiza el **ambiente** de sueño para un descanso de calidad y equilibrio de dopamina. Mantener tu dormitorio oscuro y fresco es clave. Si la luz entra por las ventanas, unas cortinas oscuras pueden hacer una diferencia increíble. Y no se trata solo de la temperatura o la iluminación, sino también del ruido. Si vives en un lugar donde hay ruidos molestos, considera usar tapones para los oídos o una máquina de sonido blanco. Si tu colchón ya tiene unos años, quizá es hora de considerar comprar uno nuevo, todo cuenta para mejorar la calidad de tu descanso.

Por supuesto, hay otro factor que puede interactuar con el ambiente: la **luz**. Así que implementa estrategias para manejar la exposición a la luz y apoyar la producción natural de melatonina. Limita la exposición a luces brillantes durante la noche, especialmente las luces de tus dispositivos electrónicos. La luz azul de las pantallas es especialmente perjudicial, ya que confunde tu cerebro y le hace creer que aún es de día. Si no puedes evitar el uso de dispositivos antes de dormir, existen aplicaciones que filtran la luz azul o puedes conseguir unas gafas especiales que bloquean la luz azul de las pantallas.

Eso nos lleva a incorporar técnicas de **atención** plena para calmar la mente y prepararte para un sueño reparador. El estrés y la ansiedad son grandes enemigos del buen sueño. Aquí es donde se pone en práctica el estar presente: enfócate en tu respiración, observa algún pensamiento sin apegarte demasiado a él y, poco a poco, déjate llevar por ese estado de paz interna. Meditaciones guiadas —esas que puedes encontrar en casi cualquier app apta para relajarse— podrían hacerte sentir más preparado para descansar.

Finalmente, todo este proceso no alcanzaría su verdadero potencial sin monitorear la **calidad** del sueño y los síntomas relacionados con la dopamina durante el día para ajustar la rutina. Simple pero efectivo: presta atención a cómo un mejor sueño afecta tu humor y **motivación** a lo largo del día. Sin obsesionarte, claro —tampoco se trata de sumar otra fuente de estrés— pero observa cómo esos pequeños ajustes en tu rutina nocturna te han ayudado a optimizar no solo la calidad de tu sueño, sino también tu capacidad para funcionar correctamente durante las horas de vigilia.

Cada paso tiene su importancia y, de manera conjunta, contribuye a una rutina de sueño optimizada. ¿La meta? Mejorar tu descanso para que todos esos beneficios de la dopamina se maximicen durante el día, sin depender de malos hábitos nocturnos.

En conclusión

En este capítulo, has aprendido sobre la relación **profunda** que existe entre el **sueño** y el funcionamiento de la **dopamina** en tu cuerpo. Dormir bien no solo es vital para tu descanso, sino también para mantener equilibrada la función de este importante químico en tu cerebro. A través de las páginas de este capítulo, has sido guiado hacia una comprensión más clara sobre cómo una buena **higiene** del sueño y respetar tu reloj interno pueden ayudarte a mantener una mejor regulación de la dopamina.

Has descubierto la influencia que tienen los ciclos del sueño sobre la producción de dopamina y cómo la falta de sueño afecta negativamente su función y tu sentido de recompensa. También has aprendido sobre la importancia del reloj **biológico** para regular la dopamina durante el día.

Además, se te han presentado **estrategias** basadas en evidencia para mejorar la calidad del sueño y equilibrar los niveles de dopamina. Entre ellas, has aprendido cómo una siesta corta, bien programada, puede ayudarte a mejorar tu **rendimiento** y estado de ánimo.

Te animo a que termines cada día aplicando las **técnicas** que has aprendido en este capítulo; te mereces experimentar una mayor tranquilidad mental y un estado de ánimo más balanceado. Piensa en ello como una deuda contigo mismo: la deuda del descanso revitalizante. No solo será positivo para hoy, sino para tu bienestar futuro.

Capítulo 9: Estrategias de Autorregulación

¿Alguna vez te has sentido **atrapado** en patrones que no puedes cambiar, aunque sabes que te afectan? He pasado por eso también. Es increíble cómo puedes terminar repitiendo sin querer ciertos **hábitos** que te conducen al agotamiento en lugar del bienestar. Pero aquí quiero que te **imagines** rompiendo esa tendencia, creando un futuro diferente para ti.

Mira, en este capítulo, no buscamos soluciones instantáneas ni atajos fáciles sino **herramientas** que puedes aplicar en tu vida diaria para tomar **control** sobre esos impulsos que a veces te desvían del camino. Imagínate trazando **límites** que te ayuden a equilibrar tu estado de ánimo y aprovechando mejor tu tiempo.

Te reto a **sumergirte** en estas estrategias. Quizás te lleves más de una sorpresa al ver cómo ciertas **técnicas** sencillas pueden realmente revolucionar la manera en que te organizas y te regulas.

Límites Físicos para el Control de la Dopamina

Hablar sobre el **control** de la dopamina puede sonar más a una tarea mental que física. Pero la realidad es que muchas veces, lo que dispara esos pequeños impulsos de placer está a tu alrededor: en casa, en el trabajo, en tus dispositivos. Imponer límites físicos, entonces, no se trata solo de alejarte de esas tentaciones sino de realmente asegurarte de que dejas esos **estímulos** fuera de tu alcance. Es, esencialmente, evitar poner caramelos al alcance de un niño con hambre... o en este caso, al cerebro que ansía dopamina.

Es sencillo decir que deberías simplemente tener autocontrol, pero la vida no funciona así, ¿verdad? El **entorno**, tus costumbres y hasta la disposición de los objetos a tu alrededor, todo juega un papel crucial. Por eso, el primer paso que podrías considerar es mover un poco las cosas por ahí para que, simplemente, no te encuentres cara a cara con esos desencadenantes. Como esa caja de galletas tentadoras que mejor se quedará en la alacena, escondida de la vista.

Tomemos el ejemplo de la **tecnología**. Es fácil tener el móvil al lado cuando trabajas o estudias, pero eso también significa que tienes el distractor más seductor a un solo toque. Aquí es donde esas barreras realmente funcionan. A veces, solo con dejar el móvil en otra habitación mientras te concentras, puedes romper ese círculo de distracción constante. No solo estás físicamente más lejos del móvil, sino que también es más probable que las ganas de cogerlo se esfumen más rápido de lo que tardarías en levantarte e ir por él.

Después de establecer la razonable importancia de barreras físicas, pensemos en el **diseño** de tu entorno diario y cómo puede ser útil para una regulación más saludable de la dopamina. Es como planear previamente un campo de batalla donde tu enemigo es la distracción sustancial. Sí, esa constante guerra contra lo atractivo, lo llamativo y lo fácil. Puedes hacer invisible al enemigo redirigiendo tácticamente esos elementos que, de alguna u otra manera, llenan tu día.

Es interesante notar que un entorno bien estructurado no solo limita tus oportunidades de dispersión, sino que también puede empujar lo que vale la pena hacer al frente y de una manera tan accesible que resulta tonto no hacerlo. Te gusta la lectura, pero sigues siendo devorado por el huracán de las notificaciones; acomoda de manera central y visible en tu espacio el libro que merece tu mente, manteniendo lejos lo que desencadena capas extras de distracción.

Y aquí es donde entra en escena la "Organización del Espacio Consciente de la Dopamina." Mira tus áreas de vida y trabajo como zonas delimitadas. Lo que más deseas hacer en un determinado espacio debe ser altamente accesible; por añadidura, lo que debas evitar, fuera del alcance visible. Comienza por observar esos **espacios** con ojos nuevos. Acomoda los elementos: ordena, reemplaza, remueve. Tal vez, ubicas la cafetera lejos del escritorio si necesitas limitar las paradas por energía extra. O pones el libro ahí mismo en el caminito que tomas todas las mañanas, asegurando que ni por asomo te olvidas de tu siguiente capítulo.

El poder aquí es ser **intencional** disuadiendo interacciones no deseadas y facilitando, casi empujándote aunque sea un poquito, tus buenos hábitos, haciéndolos tan fáciles de alcanzar y visibles que terminen volviéndose el camino de menor resistencia.

Agita esta magia de barrera y aplícala en estos contextos: podrías encontrar que insistir en rodearte de lo que amas y enardecer aquello que priorizas sean definitivamente los brotes más difíciles de la tentación de la dopamina.

Estrategias de regulación basadas en el tiempo

Manejar tu **tiempo** no solo es cuestión de organizar lo que haces, sino también de alcanzar un equilibrio que permita que las **actividades** que realizas alimenten tu motivación, sin provocar un exceso de estimulación. Es importante que aprendas a regular esas actividades que te dan el tan deseado golpe de dopamina. A veces, la clave está en encontrar un buen balance entre lo que te activa y lo que te relaja.

Imagina que tienes un día repleto y quieres hacer absolutamente todo: trabajar, hacer ejercicio, interactuar con gente, tal vez ver algunas series. El problema surge cuando estas actividades ocupan todo tu día y dejan muy poco espacio para desconectar, para bajar la intensidad. Ahí es cuando los enfoques efectivos de **gestión** del tiempo pueden echarte una mano.

El truco está en programar de forma consciente cuándo y durante cuánto tiempo te expones a actividades que elevan tu nivel de dopamina, como jugar en tu celular o revisar las notificaciones. Fijar ventanas de tiempo para esto no solo impedirá que caigas en el ciclo de recargas inagotables de dopamina, también te permitirá disfrutar más cuando decidas hacerlo. Ponerte **límites** es, muchas veces, la mejor manera de disfrutar en plenitud.

Y hablando de poner límites, la idea de los "ayunos de dopamina programados" se vincula perfectamente. En un mundo donde siempre estás expuesto a estímulos que te brindan recompensas rápidas, tomarte un respiro para enfocarte en actividades más calmadas y menos estimulantes puede ser vital. Imagina esto como una forma controlada de "apagar la chispa" momentáneamente para que, cuando decidas encenderla de nuevo, puedas disfrutarla a gusto, pero sin exagerar.

Los **ayunos** de dopamina consisten en períodos durante el día o semana en los que desconectas de todas esas cosas que te mantienen pegado. Insisto, esto no es para siempre, sino para darle un respiro a tu cerebro y que puedas volver a disfrutar de manera sana esas actividades más estimulantes. Piensa en ello como una limpieza de filtro: desconectas unas horitas a la semana para volver más templado.

Cuando ya tienes bajo control cuánto y cuándo te sumerges en estas actividades, llega el momento de estructurar mejor tu día. Ahí es donde entra en juego el "Método de Caja de Tiempo para la Dopamina". Esta **técnica** consiste en dividir tu día en bloques de tiempo claramente definidos, en este caso, para diferentes niveles de actividad. Cada "caja" o bloque tiene un propósito específico:

• Una caja para actividades que demanden alta concentración.

• Otra para actividades sociales y recreativas.

• Un espacio para las actividades menos activas, como leer o descansar.

Y claro, se incluye un tiempo especial para esa actividad que más esperas. Ese rincón del día dedicado a lo que realmente te **motiva**, más allá de cualquier tarea forzada. La táctica clave aquí es que cada caja tenga un inicio y un fin bien marcado. Cambiar de un tipo de actividad a otra te permitirá evitar la sobrecarga y dejar espacio para recuperaciones, equilibrando así tus niveles de dopamina de manera realista.

Un detalle importante a tener en cuenta: este método no es rígido ni inquebrantable, se adapta a ti. Podrías querer ajustar estas "cajas" según cómo te sientas o la dinámica de tu semana. El chiste es que encuentres el **ritmo** que te haga sentir más equilibrado, sin sentir que estás renunciando a lo que disfrutas, sino organizándolo de otra manera.

Enfoques Categóricos para el Manejo de la Dopamina

Categorizar actividades según cómo afectan la dopamina es más sencillo de lo que parece. Te ayuda a **entender** mejor qué acciones te dan un subidón, cuáles te dejan vacío, y cuáles te mantienen equilibrado. Imagina tener una lista donde pudieras poner todo: desde revisar tus redes sociales hasta dar un paseo al aire libre o charlar con un amigo. Cada cosa tiene un impacto diferente en la dopamina, ¿no? Al saberlo, puedes **organizar** mejor tu día para no sobrecargar tu cerebro con estímulos intensos o demasiado vacíos.

Por ejemplo, todos sabemos que esa dosis rápida de gratificación puede venir de revisar constantemente el celular, pero al saber que esto sube tu dopamina de manera fugaz, puedes ponerle límites.

Mientras tanto, actividades como leer un libro o cocinar son más equilibrantes. Tienen un impacto más continuo y suplementan la dopamina de forma suave, sin ese bajón repentino. Así que la idea es **clasificar** cada actividad de tu vida diaria: colocar aquellas que requieren de un esfuerzo moderado (y por lo general ofrecen una mejor dosis sostenida) y las que hacen que tu dopamina se dispare a tope en poco tiempo.

Pasando de este pensamiento, podrías dar el siguiente paso: los "presupuestos de dopamina". Una metáfora simple para **administrar** la cantidad de impacto dopaminérgico que permites en tu vida. A ver si me explico bien. Así como con el dinero, conviene tener un presupuesto diario para no malgastar los recursos. La dopamina es parecida. ¿Para qué gastarla en dosis superintensas de gratificación si es posible distribuirla mejor a lo largo del día?

Asignando un presupuesto, podrías por ejemplo decidir que no vas a gastar toda tu energía dopaminérgica viendo videos durante dos horas seguidas, sino dedicar una parte de esa energía a actividades que, aunque no produzcan una explosión instantánea de placer, te darán una **satisfacción** más duradera y equilibrada. Es un modo de decirle a tu cerebro: "Vale, te voy a dar un poco de esa acción rápida, pero también vas a trabajar en las cosas que me ayudan a crecer a largo plazo". Y es que al final, lo importante no es cuánta dopamina hay en tu día, sino cómo la distribuyes.

Todo este método de categorizar y presupuestar es mucho más eficaz si usas lo que podemos llamar "Sistema de Categoría de Dopamina". Aquí la cuestión es ser un poco más meticuloso con todo lo que te provoca ese "empuje" en tu cerebro. **Divides** las actividades en tres grupos básicos: máxima estimulación, estimulación moderada y mínima estimulación. Cosas como jugar un videojuego irían a máximo. Caminar por el parque o escuchar música suave, al medio. Y cosas como leer un libro complicado o meditar entran en mínimo. Cada categoría tiene su propósito. No es que las actividades de máxima o mínima sean "malas" o "buenas", es solo para que seas consciente y controles cuánta energía dedicas a cada una. En serio, **manejar** tu dopamina de esta manera, distribuyendo el gasto según la categoría, puede evitarte esos altos y bajos tan drásticos en el ánimo. Realmente se trata de encontrar ese **balance** en el uso que le das.

Y eso es todo: categorizar, presupuestar y organizar. Así que no dejes que la dopamina controle tu vida, sino al revés.

Implementando la Autorregulación en la Vida Diaria

Cuando tratas de autorregularte, uno de los pasos más **importantes** es desarrollar conciencia sobre esos pequeños momentos o acciones en las que tu cerebro busca una dosis de dopamina. ¿Te ha pasado que sin darte cuenta ya estás chequeando tu celular, o tal vez te encuentras buscando ese pedazo de pastel que guardaste en la nevera? Este tipo de **comportamiento** no es casualidad; es tu cerebro buscando maneras de sentirse bien, de tener esa descarga rápida de placer. Y lo haces una y otra vez... muchas veces sin darte cuenta.

Lo primero que hay que trabajar es reconocer cuándo y cómo estás buscando esa satisfacción instantánea. Piensa en cuántas veces al día lo haces, cómo te sientes justo antes y después de cumplir con ese deseo. Al principio puede parecer difícil, pero poco a poco empezarás a notar esos momentos. Puede ser cuando estás aburrido, estresado o simplemente cuando necesitas tomar un **descanso**. Atrapa esos momentos como si fueran insectos en una caja. La idea no es juzgarte, sino observarlo desde fuera y hacerte consciente. Tomar nota. Esto crea un espacio donde puedes decidir qué hacer en lugar de buscar impulsivamente el placer.

Una vez que empiezas a entender cuándo tu cerebro pide estas gratificaciones rápidas, es hora de crear **recordatorios** y señales que te ayuden a mantener tu dopamina en equilibrio. Aquí es donde entra la creatividad para personalizar tus estrategias. Podrías dejar un post-it en la pantalla de tu ordenador que diga "¿Realmente necesitas este descanso?" o poner una alarma en tu móvil con la pregunta "¿Estás abrumado?". Estas pequeñas cosas, colocadas estratégicamente, te ayudarán a recordar lo que realmente es importante y lo que no lo es.

Es útil crear asociaciones positivas y reemplazar esos comportamientos con algo más saludable. Por ejemplo, cada vez que sientas el impulso de revisar redes sociales, intenta en su lugar salir a caminar cinco minutos o mirar por la ventana para descansar los ojos. Es como dejar un ancla mental que te atrapa y te recuerda desatarte del ciclo automático de **comportamientos**. No será fácil al comienzo, tal vez ni siquiera logres hacerlo perfecto todos los días... pero con el tiempo, notarás cómo estas pequeñas señales, estos anclajes mentales, ayudarán a que mejoren tus decisiones diarias.

Por último, es esencial crear un sistema para evaluar cómo te va con esta autorregulación, lo que podrías llamar una "Técnica de Autoevaluación de Dopamina". Cada semana, saca un momento para pensar en cómo te has estado comportando. Pregúntate:

• ¿Cuántas veces cediste a esos impulsos automáticos?

• ¿Fuiste capaz de sustituir momentos de gratificación instantánea por algo más saludable?

• ¿Hay alguna señal o recordatorio que podría funcionar mejor?

Anota estas respuestas, sin presión de hacerlo perfecto, solo honestamente. Ajusta tus **estrategias** según lo que descubras. La idea es permitirte ajustar y mejorar poco a poco. La autoevaluación no es un examen ni mucho menos, es una conversación contigo mismo para entender cómo estás cuidando tu mente.

Recuerda que la clave es la **constancia**. Gradualmente, te vas a dar cuenta de cómo estas prácticas pueden servirte no solo para manejar la dopamina, sino también para mejorar el manejo de tu **bienestar** general. Porque en esto de la vida moderna tan atareada, encontrar cierto balance... es todo un logro.

Ejercicio Práctico: Elaborando Tu Plan de Autorregulación

Vamos a **arrancar** con lo esencial: identificar tus desencadenantes de dopamina y situaciones de alto riesgo. Sabes, esas cosas que siempre te empujan al borde de caer en **comportamientos** que no te convienen. Piensa en los momentos del día, lugares o actividades donde es más difícil controlarte... esas que te provocan buscar un chute de placer fácil. ¿Las redes sociales? ¿Salir cada finde? ¿Los atracones de azúcar? Todo esto te da pistas. Haz una lista de estos desencadenantes. Es vital que seas lo más sincero posible; esto es el primer paso para construir un plan sólido.

Cuando ya identifiques esos detonantes, el siguiente paso es simple pero poderoso: tener a mano un arsenal de actividades de bajo dopamina. Es increíble lo **efectivo** que puede ser tener alternativas en mente para cuando la tentación ataca fuerte. Podrían ser cosas simples, como leer un libro, dar un paseo por la ciudad, o incluso llamar a un colega para charlar. Lo importante es que estas actividades sean algo que realmente disfrutes, pero que no te disparen la dopamina tan rápidamente como otros hábitos menos sanos. Este cambio mental también aprovecha la gratificación retardada en lugar de la inmediata, y ayuda mucho en la regulación.

Ahora, con esa lista de alternativas lista, hablemos sobre poner límites. Necesitan ser claros cuando se trata de todo aquello que te sobrecarga de dopamina: hablamos de cosas como las tecnologías, el alcohol, el juego, lo que sea en tu caso. Identifica exactamente cuánto tiempo quieres pasar en redes, cuándo no vas a tocar esa consola o por cuánto te vas a apegar a solo una copa en la cena. Los límites no necesitan ser financieros ni rígidos, solo firmes y respetables. Imagínalos como bloquear un camino lleno de maleza: lo podrías cruzar, pero es mejor rodearlo.

Pasando a un punto clave, te conviene tener un **horario** diario bien definido. Mezcla tareas necesarias con actividades que dan un toque de dopamina. Aquí te toca echarle imaginación. No vas a querer saturarte con cosas aburridas, ni tampoco con demasiado estímulo de placer. Prueba a poner quizás horas de ejercicio por la mañana, tiempo para enfocarte profundamente en algo importante sin distracciones y horas sociales disfrutando con amigos; eso dejando espacio claro para tareas importantes. Tener esto equilibrado por día marcará un antes y un después en tus ánimos.

Por supuesto, todo esto tiene que venir con un sistema para rastrear cómo vas. Un plan sin seguimiento, deja de ser un plan, ¿verdad? Fácil: trata de llevar cuenta en un diario, o con una aplicación sencilla, de cuándo has logrado mantener esos límites, alguna lista de logros diarios o un simple repaso de cómo te sientes tras cada jornada. Y encima, recompénsate un poco cuando lo hagas bien – pero que no sea comida o pantallas, algo distinto que realmente te guste.

Pero claro, sabemos que habrá momentos difíciles y **recaídas**. Lo importante aquí no es machacarte, es tener una estrategia preparada para volver al camino rápidamente. Tal vez esa estrategia signifique, pues pedir consejo a alguien cercano, tener actividades suplentes ya listadas, o simplemente ser lo más amable contigo posible hasta poder retomar el control. Que falles es parte de ser humano, no hace daño prepararte para gestionarlo bien.

Finalmente, uno de los elementos más clave: realiza **chequeos** regulares. Pongamos una vez por semana, por mes o los días que encuentres cómodo, donde reflexionas si el plan sigue estando alineado con tus necesidades. Ten presente las veces que modificas cosas a lo largo del proceso, porque seguro lo vas a minimizar cuando sea demasiado radical o ajustando lo que haga falta. Adapta tu plan sin dramas, personalízalo para que realmente funcione para ti en todos los momentos de tu vida. Y así, en poco tiempo, te darás cuenta de cuánto te has **transformado.**

En conclusión

Este capítulo te ha **mostrado** cómo poner en práctica límites físicos y estrategias de tiempo para regular el impacto de la dopamina. También te ha enseñado a **clasificar** actividades según su influencia en el cerebro y a crear sistemas de autoevaluación para mantener un **equilibrio** saludable. Aunque no siempre es fácil, con constancia y dedicación lograrás aplicar estos consejos.

En este capítulo has visto:

• El valor de crear "barreras físicas" en tu entorno: Esto te permite regular y **controlar** mejor los estímulos que activan tu dopamina.

• La importancia de organizar tu espacio: Saber cómo ordenar tu entorno puede ayudarte a evitar **distracciones** innecesarias que afectan tu enfoque.

• Por qué los "ayunos temporales de dopamina" son útiles: Momentos de descanso controlados ayudan a resetear tu cerebro y a prepararte para las **actividades** más importantes.

• Formas de clasificar y gestionar tu tiempo: Aprender a crear "presupuestos" de dopamina para tus tareas cotidianas favorece un estilo de vida más **equilibrado.**

• Cómo usar técnicas caseras de autoevaluación: Medir constantemente tu comportamiento te permite ajustar cuando sea necesario y mantener así un control directo sobre tu **bienestar.**

Cuando lo apliques, recuerda que cada pequeño paso en la dirección correcta ya es un éxito. Empieza por identificar lo que más te funciona; notarás cómo poco a poco se hace más fácil mantener este equilibrio. ¡Está en tus manos!

Capítulo 10: Ayuno de Dopamina

¿Alguna vez te has sentido como si estuvieras **buscando** placeres por inercia? Yo también lo he sentido. De hecho, en este capítulo, quiero invitarte a que le des un **respiro** a tu mente; a que apagues un rato esas **tentaciones** constantes que te rodean. Tú ya sabes de lo que estoy hablando. Me imagino que has oído sobre darle pausa a esas cosas que nos **enganchan**. Aquí te cuento cómo hacer precisamente eso.

Es más fácil de lo que podrías **imaginar**—no se trata de volverte un monje ni de renunciar a todo lo que te gusta. Al contrario, lo vas a hacer con una guía clara y precisa para que encuentres un mejor **equilibrio**. Vas a aprender cómo y cuándo incorporar **estímulos** de nuevo, para que no termines sobrecargado otra vez... ¿Listo para saberlo todo? Te prometo que será práctico y sorprendentemente **útil** en más de un sentido.

Entendiendo el Concepto del Ayuno de Dopamina

El **ayuno** de dopamina es una de esas ideas que llaman la atención, ¿verdad? Pero, al principio, podrías pensar que va de privarte de todo lo que te gusta para recuperarte de alguna forma, como si fuera un detox digital o algo así. No es tan extremo o loco, la verdad. La idea básica es que, si limitas repetidamente las **experiencias** muy estimulantes (desde comer esa hamburguesa que tanto te gusta hasta pasar horas deslizando en redes sociales), entrenas a tu cerebro para que se reajuste, para que aprecie las cosas simples y pequeñas de la vida. Y, sí, la ciencia sugiere que de verdad puedes ayudar a tu **cerebro** a recuperar el equilibrio.

El principio detrás de esto es bastante sencillo: vivimos en un mundo donde muchas de nuestras actividades, aunque comunes, bombardean nuestros cerebros con dopamina constantemente. Cuando te pasas el día recibiendo estímulos placenteros, tu cerebro deja de agradecer lo genial de un paseo tranquilo o de beber una taza de café al sol. Parece que activa una especie de corto circuito de la **recompensa**. El ayuno de dopamina, proponen quienes están a favor, es como una recalibración. Es como decirle al cerebro: "vamos a tomarnos un respiro de tanta intensidad, ¿te parece?", para que luego reacciones de manera más natural, sin la sobredosis de señalamiento que afectaba tu apreciación de las cosas sencillas.

Pero, ¿sabes qué? Muchas personas entienden esto de forma incorrecta. Algunos piensan que el ayuno de dopamina es dejar de generar dopamina a toda costa, como si quisieran convertirse en monjes que no sienten nada. Pero eso no va para nada por ahí, ni de cerca. En realidad, lo que buscas es reducir aquellas **actividades** que usualmente sobrecargan tu cerebro de estímulos dopaminérgicos; así entrenas tus sistemas de recompensas a no estar siempre al máximo. Otros creen que es casi imposible hacer esto sin aparatos de biohacking o firmar algún manifiesto. Nada más lejos de la realidad... Puedes hacer un ayuno dopamínico sin gastar un céntimo y de forma moderada.

Tiene que ver, más bien, con identificar esos momentos cuando tu salud **mental** necesita un respiro de cosas que no añaden mucho valor a la larga. ¿No quieres estar siempre buscando esa subida artificial a base de pequeñas dosis ilícitas de felicidad barata? Supongo que no. Pues ahí es cuando aparece el ayuno dopamínico, sencillo y accesible, para que te reencuentres con un **bienestar** más profundo.

Algo muy interesante de esta práctica es cómo cambia la forma en la que percibes y quieres aplicar este concepto. Para despejar dudas, te dejo algunos mitos y realidades:

• El ayuno de dopamina no es lo mismo que el ayuno de comida. No tiene nada que ver con la nutrición. Trata de limitar estímulos opcionales.

• No apaga tus emociones. Es imposible dejar de producir dopamina; solo organizas mejor las fuentes.

• No es solo para expertos en neurociencias. Cualquier persona puede iniciarlo. Lo que importa es la intención.

• No tienes que ser rígido y eliminarlo todo. Se trata de moderación, de pausas selectas.

• No vas a sufrir todo el tiempo. Tras superar la fase inicial, muchos encuentran bienestar.

Debatirte entre darte un gusto inmediato y optar por un placer más equilibrado es algo que enfrentas a diario. Pero cuando entrenas este "músculo mental", puede que descubras que frente a las pequeñas recompensas molonas, encuentres más satisfacción en lo cotidiano. Por fin aprecias lo que vale la pena, ya sin la necesidad de ir saltando de un estímulo ruidoso al otro.

Así es que quizás necesites reconsiderar tu relación con ese constante aluvión de mini-felicidades que a la larga no te dejan completamente pleno. Brugaaaaa… ¿conoces a alguien que no lo haya sentido de esta forma? Tal vez ahora puedas enfocar estas **experiencias** desde un punto de partida diferente, más balanceado y saludable.

Planificando Tu Ayuno de Dopamina

Planificar un ayuno de dopamina es algo que requiere preguntas claves: ¿por cuánto **tiempo** y con qué **intensidad** te beneficiarás más? No todos los ayunos son iguales, como te imaginarás. La duración e intensidad deben ir conforme a lo que te sientas capaz de llevar a cabo sin caer en una sensación de agotamiento. Por ejemplo, podrías empezar por un ayuno corto, de solo unas horas o un día para probar cómo te sientes. Si no estás acostumbrado a pasar periodos sin estímulos, optar por un ayuno más corto tendrá sentido, y con eso evitarás sentir tanto el peso de la privación.

Otro factor para decidir la duración es el tipo de **estímulos** que estás recibiendo a diario. Si pasas todo el día pegado al teléfono o las redes sociales, pues, un ayuno de una semana puede sonar más necesario para resetear tu mente. En cambio, oye, si solo andas buscando reducir la cantidad de entretenimiento digital en tu vida, apostarle por un ayuno de un par de días podría funcionar bien.

Prepararse para un período de estimulación reducida no es tarea fácil, y no estés en apuros... Crear un **ambiente** donde el ayuno de dopamina no se transforme en una agonía requiere un poco de preparación tanto mental como logística. Piensa en lo que te traerá tranquilidad antes de que empieces el ayuno. Llena tu tiempo libre (sí, el que solías ocupar con "scroll infinito") con cosas más naturales y satisfactorias. Lo que podría mejorar: lectura, caminatas, meditación sin estar con el móvil a un lado, o hasta cocinar.

Asegúrate de informar a las personas cercanas, diles que no estarás tan pendiente del teléfono, así no te vuelves loco por temor a perderte de algo importante. Otra estrategia clave sería "limpieza digital": borrar del móvil aquellas apps que más te drenan o desactivar las **notificaciones**.

También puede ser útil planear tus comidas y snacks con productos sencillos para no encontrar la comida como un escape del aburrimiento, o peor, caer en atracones. Ten tu espacio de descanso arreglado, busca un ambiente sereno donde puedas separar calma de ese foco constante de estímulo. Pequeños detalles que harán la diferencia.

Finalmente, hablemos de algo crucial: el "Plan Personalizado de Ayuno de Dopamina". Diseñar tu plan a medida podría parecer complicado, pero te prometo que es más fácil de lo que piensas.

Aquí va una guía simple:

• **Duración** del ayuno: Decide cuántas horas o días estarás en desconexión digital.

• Identifica tus estímulos principales: Haz una lista de aquellos hábitos o herramientas que más consumes (móvil, apps, series, TV, ocio) que necesitas dejar por ese tiempo.

• Planifica leyendo: Elige algún libro interesante que te haya quedado pendiente y tenlo a mano.

• **Actividades** alternativas: Crea un horario breve que diga qué harás en ese tiempo: canto, paseos, o hasta tomarte tu tiempo cocinando. Involucra actividades sencillas que te reconecten con otras que disfrutes menos "cableadas".

• Social antes del ayuno: Informa a la gente de tu intención de desconectar para disminuir la necesidad de responder mensajes y que incluso, te apoyen en este proceso.

Sigue tu plan como guía, pero no temas hacer cambios si luego notas que las expectativas que te propusiste necesitan un ajuste. La clave está simplemente en reconectar de una forma que conduzca a un avance positivo. Quizás ajustar los elementos de tu plan después de intentarlo te ayudará la próxima vez que revisites un ayuno. Claro, es siempre más sencillo hacer ayunos más cortos antes de intentar algo más grande. Es todo cuestión de adaptarse.

Implementando el Ayuno de Manera Efectiva

Hacer un ayuno de **dopamina** suena bien en teoría hasta que llegan los antojos... Y no, no hablo solo de la galletita de chocolate. Hablo de esa necesidad urgente por revisar el teléfono, de ver solo un capítulo más de tu serie favorita, o incluso de navegar sin rumbo por redes sociales. O sea, es complicado. Aquí es donde empiezas a notar el verdadero **reto** de todo esto: lidiar con esos momentos en que pica la curiosidad, el aburrimiento, o simplemente la costumbre de apaciguarte con algo rápido.

La clave está en preparar un plan de **acción** cuando lleguen esos antojos. ¿Qué hacer? **Respira**, literal. Tomar unas respiraciones profundas y controladas es famoso por calmar la mente automáticamente. Hazlo cinco o seis veces, no te va a tardar mucho. También, crea una lista mental (o escrita, tampoco es descabellado) de motivos por los que hiciste este ayuno. Esto te servirá como recordatorio. Así puedes decir: "Bueno, sí quiero revisar Instagram, pero ¿no es chistoso cómo me vine a dar cuenta de cuánto lo necesito?" De cierta manera es liberador.

También es útil 'cambiar el canal' de la mente. Los antojos se esfuman más rápido cuando distraes al cerebro con algo tangiblemente diferente, sea escuchar **música** relajada o tomar un vaso de agua–nunca subestimes el poder de un pequeño cambio de ritmo. Oye, aguanta, que sí se puede.

Ya propiamente hablando de actividades que puedas hacer en lugar de lo que te da el antojo bajo el embate de distanciarte de la dopamina es, ante todo, ocupar la mente y el cuerpo en equilibrio pero sin sobrecargarte. Piensa en rutinas más 'analógicas,' por así decirlo. **Caminar** es sagrado para esto, hace que el cuerpo se enfoque en lo físico y permite que los pensamientos fluyan libremente. No tienes que ir muy lejos, solo camina a paso constante mientras dejas que los sentidos sigan en su rollo, lo simple, lo natural.

Dibujar o escribir a mano–incluso aunque no te consideres un gran artista o escritor–ofrecen escaparates perfectos. ¿El beneficio aquí? Se genera una sensación de conexión contigo mismo completamente distinta, es como si el lentísimo ritmo de trazar un dibujo o rellenar una página permitiera descubrir activos dentro de ti que normalmente quedan ignorados cuando tienes constantemente estímulos digitales invasivos a un clic. Leer un **libro**, algo en papel, también es justo lo que necesitas. Algo corto y bonito mantiene la atención suficiente para estar ocupado sin novedosamente ser una trampa para la mente.

En camino al éxito con el ayuno, te presento el "Kit de Supervivencia para el Ayuno de Dopamina". Considéralo tu equipo esencial durante este tiempo. Lleva contigo una **libreta** y un bolígrafo (si pinta el encierro mental, vacía todo en esa libreta hasta que las ideas claras). Incluye también una botella de agua, pues lo dispuesto en el ayuno suele abrir más el camino también a los dolores de cabeza provocados casi exclusivamente por desajustes con la dopamina que, he aquí, impactan mucho con hidratación cuidada. Incluso una pelota antiestrés puede ser útil. Tus dedos, en vez de tocar la pantalla para bloquear un mal rato, se comportan mejor con ese ingrediente contra la frustración.

Además, asegúrate de tener una lista de pequeñas metas por completar durante el ayuno para mantener el enfoque en los logros, aunque sean muy sencillos, lo importante aquí es la estructura.

Aquellos elementos esenciales combinados con un bonito rincón en tu casa libre de parafernalia digital ayudarán a que sigas con esto. Así que, ¿qué esperas? Prepárate, resiste, y encuentra que no es tan malo esto de darle un compilado breve, pero enfocado revés a tu mando y mente, es posible. Solo recuerda, aunque un buen enfoque durante el ayuno es crucial, lo más esencial eres tú y la construcción propia que, por ser tan visible esta vez con márgenes de eliminación–no exclusiva total–seguramente le eche un caramelo fresco a tus **esfuerzos**.

Reintroducción de Estímulos Después del Ayuno

Es el fin de tu ayuno de **dopamina**, ese momento en que decidiste darle un respiro a tu cerebro. Sin saberlo, lograste dejarlo descansar de tantos estímulos que, a menudo, lo saturan y te cansan. Pero no se trata solo de haber resistido la tentación de revisar tu teléfono, ver tus series favoritas o jugar ese jueguito que tanto te gusta. Al terminar, el truco está en cómo reintroduces esos **estímulos** que, poco a poco, habías ido dejando atrás.

¿Por qué es importante esta parte? Bueno, después de un periodo de ayuno, tu cerebro está, por decirlo así, más sensible. Si te lanzas de vuelta a tus costumbres anteriores, disparando dopamina por todas partes, perderás todo el trabajo que hiciste. Cubres tus neuronas y, de un solo golpe, adiós a los **beneficios**. ¿De verdad quieres volver a sentirte como antes? Probablemente no.

La clave es hacerlo despacito. Trae de vuelta esos estímulos, pero tómate tu tiempo. Tal vez comienzas por permitirte revisar las redes sociales solo una vez al día — un ratito — y, poco a poco, vas reajustando. Piensa en ese reencuentro igual que cuando invitas a alguien a cenar después de no verla por mucho tiempo. No apures las conversaciones; disfrútalas, porque también la sensación pausada de bienestar tendrá un efecto más duradero.

Pasando a lo siguiente, tienes una oportunidad de oro en este periodo para mover un par de cosas. Esto es, sacarle jugo a este "reinicio" para hacer **cambios** duraderos en tu comportamiento. Tu señal de partida resulta potente. Si antes abandonabas en cuestión de días cualquier intento de mejora, es posible que ahora –con esa sensación del cerebro limpio y dispuesto por el ayuno– tengas ganas de persistir en mantener esos nuevos **hábitos**. Esta pequeña ventana no será permanente. Por eso, busca incluir pequeñas acciones hacia esa vida "más balanceada". Reemplaza pasatiempos sofocantes por cosas — sin pasarte de creativo— que te aporten algo más: caminar un poco, leer, aprender... Y sigue respetando los espacios de descanso para no caer en el mismo vicio de la hiperconectividad.

Por supuesto, no tienes que hacerlo todo de golpe. Que los cambios se presenten como un proceso, uno que puedes ir moldeando lentamente de acuerdo con tus nuevas prioridades. Sin sentirte apresurado.

El siguiente paso necesario es un Plan de Recalibración de Dopamina Post-Ayuno. Te recomiendo considerarlo como una pequeña guía para no perder lo conseguido hasta el momento. Consiste en definir:

• **Factores Evitables:** Aquellos elementos de alto impacto en dopamina que preferirías mantener fuera de tu rutina diaria por un buen rato. Sea distancia con personas, distractores específicos, apps en el teléfono u otros.

• **Actividades Cautelosas:** Algunas cosas las puedes ir reintroduciendo con moderación, pero gestiona operativamente la frecuencia. Limitarlas puede ser lo sensato para que tu cerebro las disfrute en su justa medida.

• Rincones de Paz: Créate espacios donde la dopamina prácticamente no tenga protagonismo. Que den lugar a ese tipo de paz rutinaria, como una zona para relajarte conscientemente sin accesorios o que te permita bocanadas simples de aire fresco, al menos durante ciertos momentos del día.

Con estas pautas, aseguras que ese ajuste sea continuo, gradual... y exitoso. Es fácil volver a sumergirse en lo de antes; por eso hay que anticiparse también a las probabilidades de caer y frenarlas a tiempo. En conjunto con lo que has aprendido durante el ayuno, poco a poco puedes crear una mejor relación con la **dopamina**. Siente las cosas de manera real, no saturada. Y, ¡la parte buena! Mantén la constancia sin preocuparte tanto por quedar atrapado de nuevo en viejas rutinas que agotan.

Ejercicio Práctico: Preparándote para Tu Ayuno de Dopamina

Uno de los primeros pasos que deberías considerar al prepararte para un ayuno de dopamina es **evaluar** cuáles actividades, de las que actualmente realizas, están estimulando tu dopamina y qué tan importantes son en tu vida diaria. Si estás como la mayoría, las redes sociales, las largas sesiones de televisión o los videojuegos se encuentran entre tus pasatiempos favoritos que te dan esa inyección rápida de satisfacción, ¿verdad? Estas actividades nos llenan de dopamina y, poco a poco, pueden llegar a ser más una costumbre que un placer genuino. Reflexiona un poco sobre esto. No se trata solo de la cantidad de tiempo que inviertes, sino de cómo eso afecta tu día a día. ¿Qué sientes cuando terminas de scrollear en Instagram o de ver esa serie de un tirón? Quizás estás dando más espacio en tu vida a pequeños placeres que te quitan tiempo de cosas más significativas. Ahí es donde empieza la importancia de examinar bien lo que haces por costumbre y si eso realmente te está beneficiando o no.

Una vez que hayas identificado esas actividades que forman parte de tu rutina, es hora de pensar en lo que esperas **lograr** con este ayuno de dopamina. Vamos, es más fácil cuando tienes una meta clara en mente, algo que te dé una guía durante esos días sin tantos estímulos. ¿Estás buscando más claridad mental? ¿Mejor rendimiento en el trabajo o estudios? Quizás lo que necesitas es simplemente desconectar un poco y volverte a conectar contigo mismo. Piensa de inmediato en lo que deseas al final de este proceso, y eso te mantendrá **motivado** cuando las ganas de comprobar el celular toquen la puerta. Establecer expectativas realistas también es importante. Quizás no logres bajar del tren del dopaje por completo, pero solo con hacer pequeños cambios para reducirlo y darte un descanso ya estarás logrando mucho para tu bienestar.

Después, el paso lógico sería determinar la **duración** y el nivel de tu ayuno. Nadie dijo que tenías que lanzarte sin paracaídas, ¿verdad? Podrías empezar dedicando un día sin las distracciones habituales o hacerlo de manera gradual. Algunas personas se animan a hacerlo por una semana, otras incluso por un mes —todo depende de tus necesidades y del impacto que esas actividades tienen sobre ti. También es crucial decidir cuánto quieres ponerle un freno a esas prácticas. Hay quienes optan por reglas estrictas, evitando por completo los estímulos de alta dopamina, mientras que otros deciden hacerlo de manera un poco más leve, limitando su tiempo en las redes o eligiendo contenidos que disfrutan para enriquecerse en vez de para simplemente entretenerse. Todo es cuestión de encontrar el balance para equilibrar el bienestar sin sentirte atrapado en reglas complicadas.

De ahí pasamos a lo práctico: preparar tu **entorno**. Si vas a evitar actividades de alta estimulación, toda ayuda visual tendrá que ser mínima. Fuera exceso de notificaciones, libros de autoayuda por doquier, series tentadoras y revistas coloridas esparcidas por toda la casa. En tu espacio solo deberían quedar las cosas esenciales, las que no supondrán un acceso directo a esos momentos rápidos de gratificación. Ah, claro, tampoco necesitas un destierro absoluto; tal vez optes por alejar los tentadores objetos y mantenerlos lejos de tu alcance, reservando espacio solo para lo que realmente ayudará en términos de tranquilidad y enfoque en lo importante.

No tiene sentido dejar un vacío cuando decidas alejarlas, así que es el momento perfecto de pensar en tus **alternativas**. Lo ideal sería llenar ese tiempo con actividades de baja estimulación. Lectura, paseos, meditación o incluso el simple placer de estar con tus pensamientos tal y como son —sin aditivos tecnológicos— podrían funcionar de maravilla aquí. No se trata de llenar el tiempo con cargas pesadas o tareas que después resentirás. Puedes sostener actividades que aporten sin la necesidad constante de estímulos continuos.

Y por último, cuenta con un sistema de **apoyo**, una mano amiga o incluso un compañero que haga el reto contigo, puede ser fundamental. Hablar con alguien que entienda o comparta lo difícil que a veces es desconectar puede darte el refuerzo que necesitas cuando estés en un punto bajo. Compartir la experiencia facilita muchas veces la tentación. Y podrían impulsarse mutuamente en encontrar otras maneras de disfrutar o relajarse, haciendo todo el proceso menos solitario y más alentador.

Cuando estés llegando al final, tener un plan de **reentrada** bien pensado será la clave para revisar cómo vuelves a introducir esas actividades que, con algo de trabajo, lograste limitar o eliminar durante tu ayuno. La gracia estaría en no desatar todo de vuelta como antes, ¿no? Aprovecha ese tiempo para pensar con cuál empiezas —quizás con las que encuentres más entretenidas o aquellas que tienen una menor carga de dopamina.

Con estos pasos pensados previamente y con una clara idea de lo que esperas conseguir, verás cómo el ayuno puede brindarte más de lo que imaginabas, dejando una mente más clara y metas más alineadas.

En conclusión

Este capítulo te ha **guiado** a través del concepto y beneficios del "Dopamine Fasting," ayudándote a **entender** cómo reducir la sobreexposición a estímulos puede reconfigurar tu cerebro para mejorar tu bienestar. Reconocer la **importancia** de cómo te afectan las pequeñas acciones cotidianas es clave para **balancear** tu vida, y apuntar a mantener la mente despejada te permite conservar un nivel de **foco** que sería difícil de planificar sin la abstinencia estratégica de los estímulos exteriores.

En este capítulo has visto:

• Que el "Dopamine Fasting" es un proceso para recalibrar tu cerebro mediante una reducción temporal de estímulos.

• La posibilidad de redescubrir actividades bajas en dopamina que habitualmente no les prestas suficiente atención.

• Las ideas erróneas más comunes que tienes sobre este reto y diferencias claves entre mitos vs realidad.

• La importancia de **prepararte** física y mentalmente antes de intentar un período de abstinencia de estímulos.

• Cómo una vuelta gradual a las actividades estimulantes te permite mantener **cambios** positivos a largo plazo.

Aprender a crear pausas intencionales en tu vida cotidiana te ofrece oportunidades nuevas de autoconocimiento y auto-mejora. ¡Aplica lo **aprendido**, y descubre cómo unos días de calma pueden traer **cambios** valiosos en tu día a día!

Capítulo 11: Establecimiento de Metas y Motivación por Dopamina

¿Alguna vez te has preguntado por qué a veces te falta **energía**, aunque estés siguiendo una lista interminable de **metas**? Bueno, yo también. En algún momento, todos tropezamos con **obstáculos** al intentar mantenernos **motivados**. En este capítulo, te llevo por un camino diferente, bien sencillo, pero con más eficiencia. A lo largo del capítulo, vamos a transformar cómo miras esos pequeños **logros** que a veces parecen triviales.

Créeme, sé lo **frustrante** que es cuando avanzas pero luego te quedas atascado. Este capítulo te ayudará a construir un **sistema** en el que hasta lo más mínimo logre mantenerte impulsado, aunque las cosas no salgan siempre como deseas. Te aseguro que después tendrás las herramientas necesarias, sin importar cuán alto pongas esas metas. Así que, ahí vamos, voy a compartir lo que nadie te contó sobre cómo la **dopamina** puede ser tu aliada.

La Ciencia de la Liberación de Dopamina Orientada a Objetivos

Cuando piensas en **metas**, no solo te refieres a un objetivo concreto. Es todo un **proceso** que comienza desde el mismo momento en que te propones algo y empiezas a caminar hacia ello. Uno de los motores de este camino en el cerebro es la **dopamina**. Establecer y perseguir metas desencadena su liberación, esa "chispa" que te llena de energía y ganas de seguir adelante.

Cada vez que fijas un nuevo objetivo, y te imaginas alcanzarlo, tu cerebro se prepara para liberar dopamina. Y esto ocurre porque el cerebro aprecia las metas. Le gustan, le motivan, le dan sentido al esfuerzo. Tener una meta y estar en **movimiento** constante hacia ella genera esta respuesta química que te hace sentir bien. A medida que te acercas a la meta, la cantidad de dopamina aumenta. Esa sensación agradable que experimentas cuando estás cerca de lograr algo es, en gran parte, gracias a este mecanismo.

¿Pero qué pasa si no alcanzas la meta de inmediato? Aquí intervienen otros factores importantes en este ciclo de la dopamina. Y es que no solo se libera con la consecución de una meta, sino que cada pequeño avance en la dirección correcta también desencadena su liberación. Es como si el cerebro tuviera un sistema de recompensas que se activa por la anticipación y el progreso.

Anticipación y progreso: los verdaderos impulsores de la motivación

La **anticipación**. Esa sensación de "estoy a punto de lograrlo" genera liberación de dopamina porque el cerebro no espera solo la meta final, sino también esos pequeños "hititos" que te marcan el camino como progreso. El proceso de anticipar un evento o un logro importante mantiene vivo ese impulso. Así es como una estrategia del cerebro para que sigas moviéndote hacia lo que te has propuesto, sin desmotivarte en el camino.

No importa si se trata de pequeñas victorias diarias o de hitos significativos; ambos tienen un efecto positivo porque son como pequeñas recompensas. Cada microobjetivo alcanzado refuerza la

motivación para continuar. Todas estas pequeñas dosis de dopamina encontradas mientras subes escalones, favorecen esa constancia y determinación.

Otro aspecto crucial es que, además de sentir que estás avanzando, es fundamental establecer metas que permitan esa continuidad de la motivación. Metas bien organizadas, no inabarcables ni demasiado distantes, son clave para mantener esa liberación constante de dopamina. Tienes que sentir el progreso, así que repartir tus logros en "cachitos" manejables es una receta básica para hacer del avance una fuente de placer.

Estructura de Metas Optimizada para la Dopamina

Con esto en mente, vamos pensando en una fórmula que le dé al cerebro esa satisfacción continua que necesita para mantener la zancadilla motivacional: "La Estructura de Metas Optimizada para la Dopamina". No se trata de llenar tu lista de tareas con cualquier pendiente, sino de crear **objetivos** específicos y alcanzables que le den a tu cerebro pequeñas dosis de felicidad constante, para que así te mantengas en marcha, sin cansancio.

Por ejemplo, una estructura interesante sería:

• Divide la meta principal en partes más pequeñas y manejables. Elige metas que sea posible cumplir en menos tiempo, pero que sean necesarias para tu objetivo mayor. Aquí hablamos de partir la tarta de a poquitos.

• Prioriza metas según su relevancia e impacto inmediato. Así enfocas tu energía en lo que realmente importa y sigues recibiendo dopamina por el progreso con más frecuencia.

• Establece tiempos razonables para cada sub-meta. Nada de plazos imposibles – algo alcanzable mantiene a esa dopamina circulando.

Sigue estas pautas para garantizar que siempre avances, no te frustres y el placer siga impulsándote a seguir adelante. Si puedes continuar en el camino disfrutando pequeñas victorias, al final tu cerebro te mantendrá **comprometido** y con ánimo para alcanzar cada objetivo.

Desglosando Objetivos Grandes para Obtener Impulsos Constantes de Dopamina

Empecemos con una realidad simple: cuando tienes un **objetivo** gigantesco a largo plazo, la verdad es que puede sentirse un poco abrumador, ¿verdad? Pero, aquí está el detalle interesante: no necesitas enfrentarlo todo de una sola vez. ¡Claro que no! Una gran estrategia es dividir esos objetivos en hitos más chicos y alcanzables. ¿Por qué? Pues, es como cuando tienes que subir una montaña, lo haces paso a paso, no a un solo impulso agobiante.

Cuando divides tus metas grandotas en pequeños logros, ocurre algo curioso: empiezas a sentir satisfacción cada vez que alcanzas uno de esos hitos. Y, ese sentimiento produce un pequeño impulso de **dopamina**. Lo bueno de la dopamina es que te hace sentir bien y, más importante aún, te motiva a continuar. Es un poco como esas pequeñas recompensas que te hacían seguir adelante cuando eras niño. Este goteo constante de logros no solo te mantiene centrado, te da la energía para seguir hasta que llegues a la cima.

Y aquí es donde todo esto engancha a otro punto fundamental. Imagina que te la pasas meses o incluso años detrás de una meta gigante sin sentir que avanzas. La **motivación** rápidamente se disipa cuando los resultados no se ven ni se sienten, ¿cierto? Pero, cuando tienes esos pequeños hitos intermedios, te estás regalando momentos para celebrar por algo que ya conseguiste, por esa razón, tu cerebro sigue generando dos cosas importantes: motivación y dopamina. Y, aunque el panorama aún sea un desafío largo, los incrementos de dopamina que consigues cada vez que cumples una de esas metas más chicas, te van a guiar por el camino con mucho más ánimo.

Ahora bien, todo esto nos lleva a un truco específico que quiero compartirte. Es algo que me gusta llamar "Mapeo de Hitos de Dopamina". Es una técnica sencilla, pero eficaz: consiste en conectar tus logros más pequeños con una gran meta a largo plazo. Básicamente, tomas tu objetivo grande y lo distribuyes en cuadritos. Por cada cuadrito o **hito** que completas, experimentas un impulso de satisfacción que ayuda a que mantengas el impulso de seguir hacia adelante.

¿Cómo lo harías? Lo ideal es tomar tu gran objetivo y formularlo en fases; de esta manera, cada fase se convierte en un objetivo autónomo. Y, aún mejor, es importante que definas con anticipación lo que irá después del hito que lograste. Sabes exactamente en qué dirección tienes que seguir, sin quedarte atrapado en el mar de opciones. Este **mapeo** no solo te permite planificar con detalles menores pero significativos, sino que también tienes el placer de ver un "panorama" más claro mientras avanzas fase por fase.

En definitiva, descomponerlo en hitos pequeños no es solo una cuestión de organización, es un verdadero regalo para tu cerebro y tu **motivación**. Es casi como mantener el motor en marcha, asegurándote de que siempre esté calorcito sin enfriarse. Intenta tener toda la claridad sobre tu gran meta global, pero no olvides que celebrar esos pequeños logros en el proceso también es clave. Así que desde hoy, empieza a mapear tus hitos, camina paso a paso y disfruta de esa inyección continua de **dopamina**. Verás que al hacerlo, tu gran objetivo comienza a sentirse alcanzable, e incluso, un poco más fácil en el camino. ¡Te pone en **marcha**!

Reconociendo Pequeños Logros para Mantener la Motivación

Celebrar pequeños **logros** puede parecer algo sencillo, pero en realidad tiene un poder enorme cuando se trata de motivarte. Si te fijas, casi todo en tu día a día tiene una relación directa con la **motivación**. Si estás motivado, es más probable que sigas adelante, ¿verdad? Bueno, esto tienes que aprovecharlo. Cuando reconoces y celebras el progreso, tu cerebro recibe una dosis agradable de dopamina—la hormona del bienestar y motivación. Y alguien te dirá que celebrar puede parecer innecesario cuando tienes un objetivo grande, pero estas "pequeñas ganancias" te mantienen en el camino.

¿Alguna vez sentiste esa oleada de satisfacción después de haber terminado incluso una tarea pequeña en tu lista? Es la dopamina trabajando su magia. Pocos hablan de esto, pero si ignoras esos pequeños logros, poco a poco te vas a sentir como si no estuvieras avanzando, y la motivación se te puede esfumar. Por eso es recomendable encontrar esos momentos para decir "¡bien hecho, lo logré!" Aunque sea algo simple. El truco está en reconocerlo constantemente. No tiene que ser algo elaborado, permite que este sentimiento te empuje a continuar.

Imagínate, has trabajado incansablemente durante toda la semana y finalmente completaste una tarea difícil. Puede ser fácil pasar directo al siguiente **desafío** sin pausa, pero celebrando este progreso le das un refuerzo directo a tu dopamina para seguir en el juego durante más tiempo. Además, cuando reconoces estos logros, se convierte en una especie de **hábito**. Tu cerebro lo asocia con buenos sentimientos y te impulsa naturalmente hacia adelante. Es como si te estuvieras preparando para el maratón de tu vida, asegurándote de que cada parada tenga ese pequeño impulso de energía que necesitas.

Pero hay que tener en cuenta que no se trata solo de celebrar sin más; es fundamental que estas celebraciones o **recompensas** estén alineadas con lo que realmente te importa. Aquí es donde llega el momento de pensar en cómo crear recompensas que tengan sentido en base a tus metas y valores. Imagina que creas un objetivo para subir esos pequeños escalones en el camino a vivir de la forma que realmente quieres, ¿no sería mejor tener recompensas que te acerquen más a eso? No tiene caso darte una recompensa que no resonará contigo en absoluto.

Cuando las recompensas están alineadas con un final que realmente deseas, estás activando un ciclo positivo. Las pequeñas celebraciones están bien, pero cuando estas recompensas te mueven más cerca de tus valores nucleares, comienza a surgir algo más potente. No estamos hablando de darte una pizza completa porque completaste una semana satisfactoria de ejercicios —estamos hablando de cosas que realmente cuenten. Algo más espiritual, quizás—a veces, para muchos, un poco de tiempo a solas en un lugar que significó mucho para ellos. O tal vez, disfrutar de un hobby que tenías algo de tiempo sin probar. Estos se vuelven esas recompensas más significativas, un incentivo que te acerca no solo a lo que haces sino a quien eres.

Para usar esto a tu favor, te propongo un "Sistema de Recompensas Amigable con la Dopamina." Tendrías que, en esencia, diseñar pequeños **incentivos** que encajen perfectamente en tu visión a largo plazo pero fueran estimulantes en el corto. Esto incluye, por ejemplo, establecer formas evolutivas de recompensas que progresivamente se hagan más grandes a medida que alcanzas más objetivos. Imagina cada logro pequeño como escalón: Premios más sencillos y accesibles al principio, y recompensas que te toquen más profundo a medida que continúas. Así llegas a mantener la motivación sin desviarte de tus metas reales.

Tal vez te tomará algo de esfuerzo planear un sistema así, pero gradualmente verás que tu camino a esas metas se siente más ligero y está lleno de satisfacción constante. Ni siquiera tienes que gastar una millonada. Es importante recordar esto. Las recompensas podrían ser algo que ya es parte natural de tu vida, pero ahora revisas y saboreas con verdadero agradecimiento por avanzar... elementos tan simples como una caminata larga en la naturaleza, terminando con una reflexión o **meditación** al final del día. En este enfoque, no solo consigues dopamina; también consigues un equilibrio entre vivir con **propósito** y disfrutar cada paso.

Superando contratiempos sin caídas de dopamina

A veces, cuando persigues una **meta**, te topas con obstáculos. Pueden ser pequeños problemas o fallos monumentales, pero el truco para mantener tu **motivación** es aprender a lidiar con ellos sin que tus niveles de dopamina se desplomen. ¿Cómo logras esto sin resignarte o dejarte llevar por una oleada de desánimo? Es aquí donde las estrategias correctas de "caza-recompensas" entran en juego. Vamos a verlo.

Primero, centrémonos en cómo mantener la motivación frente a los **fracasos**. Oye, cualquiera podría frustrarse después de una decepción o un revés; es natural. Pero esto no significa que debas hundirte. Al contrario, los obstáculos son parte esencial del proceso, y la clave reside en cómo los enfrentas. Una manera útil de hacerlo es dividir las metas en **objetivos** más pequeños. En lugar de enfocarte en lo "malo," piensa en mini logros que puedas celebrar en el camino. Cuando disminuyes las expectativas – o las ajustas – la dopamina también necesitará estar a ese nivel. Varios estudios han demostrado que cuando te formas un esquema mental de atención y recompensa probabilística, mantenerte motivado se hace más fácil.

Al enfrentarte con problemas, cambia el chip. En lugar de valerte del fracaso como una razón para dejarlo todo, hay otra opción. Y es clave para mantener ese equilibrio en tu dopamina. Ahora, en vez de ver el obstáculo como una barrera, mentalízalo como una **oportunidad** para aprender. Esta posición será como plantar semillas que algún día crecerán en nuevas variedades de éxitos.

Pero, recuérdalo desde el principio: "rerum nova," es decir, lo diferente es a veces mejor.

Bueno, y te preguntarás: ¿cómo replantear esos contratiempos de manera tan virtuosa? Así. Establece una estructura mental en la que el problema se convierte en algo necesario. Ejemplo clarísimo: cada vez que fallas en algo, te das cuenta en qué parte de tu estrategia necesitas hacer ajustes. Esa introspección te ayudará más adelante, lo seguro es que hay algo por aprender en toda caída, y aprender, con ilusionarte, claro está, es un antídoto contra esto de la dopamina que no puedas controlar o empeorar. Pero sigamos porque falta más. Cambia la **narrativa**, cuéntate a ti mismo la historia desde el punto de vista de ese futuro tuyo que logró salir victorioso. Validarte solo funciona cuando estás presente, cuidándote a ti mismo. Ve cualquier fallo como oro en términos de aprendizaje y posibilidad inducida por recompensas – así mantendrás los tan deseados niveles de dopamina más estabilizados.

Vamos a lo que puede arropar esto bajo un paraguas sistemático. Queda claro que el manejo de contratiempos y replanteamientos son elementos súper útiles contra el desgano y el descenso en nuestros favoritismos del neurotransmisor. Aquí es donde entramos al **Protocolo de Persecución de Metas Resiliente**. Son sencillos los pasos a seguir si quieres mantenerte enfocado sin que te afecten tanto los bloqueos naturales de la vida.

Primero que nada, observa tu situación y desapégate emocionalmente. Desde allí haz un "check-in" contigo sobre lo que te salió diferente de lo que planeaste. Esto es crucial para no caer. De arriba a abajo, cuestiona si fue externo o si surgió de alguna decisión previa que tomaste. Lee tus opciones. No es tan fácil como parece. Puede tomar tiempo, claro que sí, pero con práctica se logra. Segundo paso: Planea un mini "pivot," pero mi consejo sería que lo hagas más chic que todo. Adáptate y sigue, no te quedes parado mucho tiempo que no se seca el barro si no te mueves un poco más allá. Y final, evalúa día a día el **avance** sin ser muy desesperado con el resultado agregado. Aprende sin sacudirte, pero muévete sin detenerte. Paso a paso de tortuga... para llegar lejos – simbólicamente claro, claro.

Así volamos, entre dejar los balances bien justos de dopamina y juntos cruzar eso del destino sin tontamente desenfocarnos en la realidad correcta.

Ejercicio Práctico: Creando un Sistema de Metas Amigable con la Dopamina

Para empezar, tienes que **identificar** esas metas largas y significativas, las que realmente te importan y están alineadas con tus valores. Puede sonar un poco complicado al principio, pero no te preocupes. Solo piensa en qué cosas te **motivan** día a día, qué áreas de tu vida quieres mejorar, lo que a largo plazo te hará sentir realmente bien contigo mismo. ¿Te imaginas trabajando duro todos los días en algo que no te importa? Difícil, ¿verdad? Aquí la clave es que esas metas estén profundamente conectadas con quién eres como persona. Esas metas sirven como tu "norte", guían tus acciones y decisiones hasta lograrlas. Es como plantar semillas en el jardín adecuado. Solo así, lo que cultives dará frutos. Escribe estas metas, acláralas por completo y tenlas muy presentes.

Una vez que tengas bien identificadas tus metas a largo plazo, ¡viene el segundo paso! Toca **dividir** esas metas en partes pequeñas y manejables. Hay que tener claridad, porque a veces, las metas grandes se sienten como montañas inaccesibles. Para evitar que el tamaño de tus metas te paralice, desmenúzalas en hitos más pequeños pero medibles. Imagina que cada hito es como subir un escalón de esa montaña. Siempre es más fácil avanzar paso a paso que intentar dar un salto gigante, ¿no? Piensa en cuánto podrías avanzar cada mes, cada semana e incluso cada día. No exageres, sé realista y asegúrate de que cada hito tiene sentido, es palpable y medible. Así no solo reduces el estrés de ver lo mucho que te falta, sino que también proporcionas a tu cerebro una sensación constante de logro con cada hito que alcanzas.

Ahora que ya tienes esos hitos bien definidos, es hora de asignarles **plazos** concretos. Es clave aquí poner fechas. En este paso es fundamental ser específico. Si solo dejas los hitos al aire, sin fechas límite, lo más probable es que te encuentres procrastinando. Pero si les asignas plazos concretos, tienes algo a lo que tu cerebro se puede agarrar. Piensa cómo a veces ese pequeño toque de presión nos ayuda a movernos más rápido. Esfuérzate por poner tiempos realistas pero firmes. No solo te ayudará a mantenerte enfocado, sino que incrementará la dopamina, ya que tu cerebro tendrá una razón para seguir adelante.

A medida que defines esos tiempos y fechas límite, también es súper útil crear una **representación** visual de tu progreso. A la mente le encanta ver cosas, y cuando tiene una imagen de sus avances, se engancha más. Puede ser tan simple como una tabla, una lista en la pared, o una gráfica colorida que cuadre con lo que te gusta. Lo importante es ver cómo, poco a poco, vas llenando esos espacios vacíos. Cuando terminas una tarea pequeña y la puedes tachar de la lista, ¡qué satisfacción se siente! Esa pequeña acción visual genera una buena dosis de dopamina, algo que tu cerebro agradece y siempre estará esperando obtener.

Por último, no subestimemos las **recompensas**. Cada vez que superes un hito, date un pequeño premio. Podría ser una cena especial, una salida con amigos, o simplemente un tiempo relajante para ti. Lo importante es que esa recompensa sea personal y atractiva, que te emocione y te anime a seguir con el próximo hito. No olvides que debes hacer chequeos regulares para saber cómo vas y ajustar lo necesario. Esos chequeos son momentos claves que, de nuevo, refuerzan tu **motivación** —y tu dopamina—, ayudándote a mantenerte en el buen camino sin andar perdiendo el ritmo o desviándote hacia otros asuntos que no importan tanto.

Elegir metas significativas, dividirlas en hitos conectados, poner plazos reales y agregar recompensas mientras te monitoreas cada tanto te toman de la mano hacia un ambiente amigable con esa dopamina que tanto querías destinar. ¡**Adelante**!

En conclusión

Este capítulo ha profundizado en cómo el **establecimiento** de metas está directamente relacionado con la liberación de **dopamina** en tu cerebro y cómo este proceso puede ayudarte a mantener la **motivación**. Aprender a estructurar objetivos y celebrarlos es clave para alcanzar tus metas a largo plazo y mantener un estado mental positivo.

En este capítulo has visto:

• La fuerte conexión entre las metas y la liberación de dopamina.

• Cómo la anticipación del **éxito** te motiva a continuar.

• La efectividad de dividir los grandes **objetivos** en pequeños pasos alcanzables.

• La importancia de reconocer y celebrar cada pequeño **logro** en tu camino.

• Cómo manejar los contratiempos para mantenerte siempre motivado.

Aplicar los **consejos** de este capítulo puede hacer una gran diferencia en cómo tomas acción hacia tus metas. ¡No te detengas ahora! Utiliza lo que has aprendido para desarrollar un método sólido que te ayude a mantener la motivación alta, incluso cuando las cosas se pongan difíciles. Este es tu momento para construir el **camino** hacia el éxito, un paso a la vez.

Capítulo 12: Creatividad y Flujo de Dopamina

¿Alguna vez has sentido una **chispa** de creatividad que te llena de **energía**? Sí, esa sensación que aparece de repente y parece que todo **fluye**. Personalmente, me encanta cuando eso pasa. En este capítulo, nos vamos a meter en lo que sucede dentro de nuestro **cerebro** cuando nos enfrentamos a momentos creativos y cómo esto podría cambiarlo todo para ti. El objetivo de este capítulo es simple, pero **poderoso**: ayudarte a entender cómo esos chispazos creativos pueden mantener tu mente en **equilibrio** y evitar que caigas en una rutina diaria aburrida. Al terminar de leer, comenzarás a darte cuenta de que las pequeñas **actividades** que haces a diario pueden marcar una gran diferencia en tu **bienestar** mental. Será como darle un empujón a la imaginación, sin dar mil vueltas ni complicarte la vida. ¿Estás listo para seguir?

La Conexión Entre la Creatividad y la Dopamina

La **dopamina**. Ese químico del cerebro que anda detrás de muchas sensaciones agradables y otras no tanto, también tiene un papel protagónico en tu capacidad para ser **creativo**. Esto no es como las musas que decían los antiguos poetas, pero se parece. ¿Sabías que la dopamina puede influenciar cómo piensas y cómo resuelves **problemas**? Cuando tus niveles de dopamina están altos, tu mente se abre, como si una luz se encendiera y de repente vieras más posibilidades frente a ti. No es que los problemas tengan menos aristas, es que encuentras caminos que antes parecían ocultos. Tu **cerebro** parece capaz de conectar ideas dispares—cosas en las que ni habías pensado. Eso es lo mágico, la capacidad de mirar las piezas del rompecabezas desde un ángulo nuevo.

Y esto no solo sirve para resolver problemas de lógica o técnicos, sino que también afecta tus habilidades creativas. La dopamina funciona como un lubricante para la **inventiva**, ayudándote a tejer conexiones entre ideas que en apariencia no tienen nada que ver. Si te has preguntado por qué algunas veces las ideas fluyen y otras no... bueno, tal vez tu dopamina no esté haciendo su trabajo de la mejor manera.

Entonces, a medida que vas resolviendo problemas creativos, estás también alimentando ese "musculito" creativo, nutrido con la dopamina; es como si la misma dopamina diera un empujoncito para que las piezas encajen de una manera inesperada, descubriendo **soluciones** que no veías al principio.

Y es que la dopamina también facilita el **pensamiento divergente**, que básicamente significa explorar más de una solución para un solo problema. Es un desfile de posibilidades, donde tu cerebro no se queda con lo más obvio o predecible y, en cambio, empieza a preguntarse cosas que nadie ha preguntado antes. La dopamina tiene mano en este proceso porque genera un estado mental más relajado, por lo cual no te cuesta tanto pensar, divagar, jugar con las ideas— mezclas lo absurdo con lo lógico, y ahí surge algo nuevo. Si alguna vez has tenido una idea brillante a la mitad del camino hacia el baño, ya sabes cómo funciona.

Por supuesto, hay un equilibrio—ese punto donde tienes la mezcla exacta de dopamina para que funcione como catalizador sin bloquearte. La verdad es que si hay demasiada dopamina, tampoco es fácil concentrarse en un solo pensamiento. Es como tener mil canales de TV encendidos al mismo tiempo, todo interesante, nada claro, pero el truco está, sí, en mantenerla presente en cierta cantidad adecuada.

Y para ayudarte a visualizar cómo todo esto de la creatividad y la dopamina encaja aprovechamos lo que llamo el "Mapa de Sinergia Creatividad-Dopamina". Imagínate un horizonte dividido en tres niveles. En la base está la dopamina en su forma más básica, gobernando los impulsos y moviendo esa necesidad de buscar nuevas cosas. Luego viene la parte media que es donde tus habilidades y conocimientos juegan con la posibilidad, explorando nuevas perspectivas que alimentan tus creaciones. Finalmente, en la cima de ese horizonte, ves el momento de altura creativa—cuando todo encaja sin demasiado esfuerzo–una convergencia orgánica, casi mágica donde las ideas fluyen y toman forma más allá de donde pensabas que podrías llegar.

Aquí es donde te das cuenta de que la dopamina no solo ayuda, sino que es casi fundamental. Cuando tus posibilidades conjugan y culminan en algo distinto de lo imaginado, es gracias a ese flujo armónico entre lo que sabes, lo que no sabías que sabías, y al toque extra de un químico que recorre tus neuronas. Aprovechar esa sinergia puede no solo mejorar lo que creas sino también elevar tu estado emocional—no tanto por obra de arte, sino porque el proceso mismo se disfruta mucho más.

Así que cuando te sientas bloqueado o como si tu **ingenio** se ha "fundido," piensa en cómo puedes impulsar ese flujo de dopamina de forma natural tal vez a partir de algo tan sencillo como cambiar tu rutina, tomar un descanso, o ponerte música que disfrutas, además de recordar esa simplicidad que a veces cuesta tanto ver entre tanta complejidad.

Participar en actividades creativas para el equilibrio de la dopamina

Cuando piensas en mantener en equilibrio los niveles de dopamina, quizás se te vengan a la mente algunas rutinas o hábitos más tradicionales. Pero lo que tal vez no imagines es cuán **poderosa** puede ser la creatividad en este proceso. Sí, actividades que normalmente asocias con el entretenimiento o la relajación pueden hacer maravillas para tus niveles de dopamina. Oír **música**, pintar, escribir e incluso cocinar... Son esos pequeños placeres los que ayudan a que tu cerebro sienta ese brote positivo de bienestar. Estas actividades liberan dopamina de manera natural, y notarás los efectos cada vez más conforme las practiques.

Habrá días en que simplemente no te sientas inspirado para participar en algo creativo. Y, sinceramente... Está bien. Pero... Si sabes que la constancia en las actividades creativas puede ayudarte a regular la dopamina, quizás quieras darte un empujoncito extra. Meditar todos los días está genial, pero ¿por qué no darle una oportunidad a escribir tus pensamientos o cuentos, diaria o semanalmente? Todo cuenta. Imagínate esto: cuando conviertes actividades creativas en tu pan de cada día, no solo estimulas la liberación de dopamina, sino que también estás nutriendo esa mente tuya, acostumbrándola a un nuevo y agradable equilibrio. No olvidarás tan fácilmente esa sensación gratificante.

Finalmente, después de todo esto, te presento un "Menú de Actividades Creativas para Aumentar la Dopamina" para que pruebes lo que mejor te funcione. ¿Ideas a prueba? Bueno, aquí van:

- **Escuchar música**: Eso mismo; solo escoge tu playlist favorita y sumérgete en su ambiente. Puede calmar mientras aumenta la dopamina.
- Escribir historias o diarios: Si te gusta poner palabras en papel, ¿por qué no escribir un diario? Pueden ser sueños, pueden ser poemas—lo que se te ocurra.
- Pintura o dibujo: De repente te dices, "No sé dibujar." Puede que tengas esa idea... Pero no importa. Agarra un pincel, un lápiz, ensúciate las manos... Es sentirse libre con un simple garabato.
- Cocinar u hornear: No necesitas preparar algo digno de Michelin para sentirte bien. Simplemente hacer una receta

que disfrutes, despertará esas mariposas de satisfacción cuando la pruebes.
* Jardinería: Igual puede parecer lejano si vives en un apartamento o casa pequeña... Un par de macetas, pequeñas hierbas; el cuidado de las plantas ayuda tanto como estar rodeado de espacios verdes.

Dicho esto, queda claro cómo participar de manera regular en cualquiera de estas actividades te permite mantener el flujo de dopamina en su justa medida.

Notarás que la **creatividad** no solo te sirve para estimular tu mente o tu corazón, sino también para tener un **cerebro** más sano y equilibrado. ¡Así que experimenta con el menú y juega con lo que más disfrutes hacer!

La Resolución de Problemas como Potenciador de Dopamina

¿Alguna vez has sentido esa especie de **electricidad** mental cuando encuentras la solución a un problema complicado? Es como resolver un rompecabezas, donde todas las piezas finalmente encajan y te sientes... satisfecho. Eso tiene mucho que ver con la **dopamina**. Cuando te enfrentas a una tarea compleja, como descifrar un acertijo difícil o resolver una situación que requiere pensamiento crítico, tu cerebro comienza a producir más dopamina. Es su forma de recompensarte cuando logras algo significativo. Además, involucrarte en este tipo de tareas fortalece la actividad en varias zonas del cerebro que son importantes para emocionarte, motivarte, y mantenerte enfocado.

El hilo conductor aquí es el **desafío**. Porque un desafío te engancha, pero también puede atraparte—de buena o mala manera. Sin embargo, si encuentras el equilibrio y logras involucrarte en esa complejidad sin sentirte abrumado, tu cerebro trabaja literalmente horas extra. Es como si estuviera diseñando un mecanismo extra para obtener la dulce recompensa de la dopamina, una vez que rastreas esa solución.

Y seguramente ya sabes que cuanto más usas tu cerebro de esta forma, mejor funciona. Desafiarte intelectualmente hace que las "ruedas" del cerebro giren más rápido pero con firmeza, evitando peligros como el letargo mental o la apatía emocional. Además, esto no es solo sobre hacer sudokus. Podrías intentar aprender una nueva **habilidad**, profundizar en un tema complejo o, quién sabe, organizar un evento importante. Todos estos te permiten mantener tu mente no solo activa, sino también sana y enérgica. Y cuando tu mente está ocupada en desafíos interesantes, tienes menos tiempo— y deseo—de caer en otras activaciones de dopamina que son instantáneas, pero menos saludables, como las redes sociales.

Pasemos ahora a un tema más práctico. Imagina que estás listo para utilizar tal habilidad de **resolución** de problemas como método personal para estimular tu flujo de dopamina. Necesitas algo sencillo. Inspirar tu pensamiento y, claro, mantenerte motivado. Aquí entra lo que llamaremos el "Marco de Resolución de Problemas Impulsado por Dopamina".

Para empezar, necesitas:

• Elegir un problema claro: No puedes buscar una solución si no tienes un problema definido. Intenta concentrarte en un único tema o situación clara.

• Dividir el problema en piezas: Un paso pequeño es más sencillo que un gran salto. Parte tu tarea en elementos más manejables para permitir que cada éxito te genere esa carga de dopamina que necesitas.

• Crear **hipótesis** y probarlas: Aquí, cada intento debería verse como un pequeño paseo que lleva hacia esa meta final. Te permitirá comprobar si vas por el buen camino. Como el famoso "prueba y error".

• Anotar tus ideas y **reflexiones**: El simple hecho de escribir o dibujar puede ayudarte a ver un camino que no viste antes.

• Descansar y cambiar de enfoque: Este es un paso clave al que tal vez pocos le prestan atención. A veces, distraerte o tomar un descanso puede ser la clave para ver todo mucho más claro al retomar la tarea.

Utilizando este conjunto de pasos, no solo incrementas la **productividad**, sino que haces que abrir cada puerta problemática sea, al mismo tiempo, una activación deseada de dopamina. El flujo hecho dulce buscará tu recompensa cuando completes exitosamente tu proyecto o momento de estudio. ¡Es como si con este marco, hubieras optimizado la MenteDopamina para ser tu compañera!

Este tipo de ejercicio mental te asegura que mantienes no solo tu mente trabajando, sino también tus **emociones** en pie a lo largo del día.

El Papel del Juego en la Regulación de la Dopamina

Una de las cosas más curiosas del **cerebro** humano es cómo responde a las pequeñas cosas de la vida. Ahí es donde el **juego** entra en escena. Las actividades lúdicas pueden parecer algo trivial, como momentos de ocio sin más, pero en realidad, tienen un poder increíble para estimular la liberación de **dopamina**. Esta molécula de la felicidad no solo mejora tu estado de ánimo, sino que también puede traer un mayor sentido de bienestar. Y sí, podrías pensar que el juego es solo para niños. Pero no. Los adultos también necesitamos esos pequeños ratos de jugar, solo que nos olvidamos de hacerlo al crecer.

Cuando te permites disfrutar de actividades lúdicas, eres como un niño abriendo un regalo sorpresa. La dopamina comienza a fluir, permitiéndote sentirte más vivo, más creativo y definitivamente más feliz. Cosas aparentemente simples -como resolver un rompecabezas, aprender un nuevo juego de mesa o incluso armar una figura de Lego– desencadenan la dopamina de la misma manera que podría hacerlo un logro en el trabajo. Es un alivio. Un respiro.

Las opciones son interminables. Cualquier cosa que te permita desconectar y entrar en "modo juego" puede hacer el truco. Se trata de esa sensación de **diversión** sin preocupaciones, que funciona como un bálsamo para tu mente y cuerpo. Has estado bajo tanto estrés, tantas responsabilidades, que probablemente pienses: jugar no es tan importante, no tengo tiempo para ello. Pero cuidado con ignorar eso.

Aquí va la conexión clave, entre juego y **estabilidad** emocional. Cuando dejas de lado las preocupaciones de la vida adulta por un momento y haces espacio para jugar, estás dándole un descanso a una mente abrumada. Y en ese leve respiro es cuando la dopamina empieza a hacer de las suyas, llevándote de regreso a un punto de equilibrio. Donde las cargas se sienten más ligeras, y puedes abordar lo que venga con más ánimo.

Hablando de equilibrio, deberíamos hablar sobre la importancia de incorporar ese juego no estructurado, como lo hacíamos de niños, en nuestras animadas vidas adultas. Todos sabemos que la vida como adulto está llena de obligaciones y que, con tantas cosas alrededor, es fácil dejar de lado la diversión desordenada en favor de la eficiencia. Pero, es precisamente esta **espontaneidad** en nuestras actividades lúdicas la que permite un verdadero flujo de dopamina. Es aquí cuando una caminata improvisada, dibujar sin planear lo que harás o simplemente jugar a 'piedra, papel o tijera' puede influir enormemente en tus niveles de dopamina.

No necesitas seguir un plan complicado para que esto funcione. Al contrario, la belleza está en su simpleza. Déjate llevar por lo que más te gusta hacer, en ese momento, sin preocupación del qué debería ser. Las risas que se generan, las sorpresas sin esperar, bien, todo eso alimenta esa secuencia mágica en tu cerebro.

Podríamos decir que el concepto del juego tiene algo en común con cocinar. De hecho, te tengo preparada una "Receta de Juego para Adultos" que podría ayudarte a integrar esas actividades diarias que favorecen la liberación de dopamina:

• Toma como **Ingrediente** Base unas dosis de Tiempo Libre: No pienses que necesitas horas infinitas, solo unos minutos al día donde puedas desconectar.

• Añádele una Cucharada Grande de Elección: Puede ser cualquier actividad que te atraiga – ya sea Bricolaje, autocuidado, cuentos o montar una bicicleta.

• Sal al gusto con Espontaneidad, porque la clave es no tener que planificar demasiado. Deja que fluya y sigue lo que se te antoje en ese momento.

Cuando sumas todo, el resultado es una mente más ligera, motivada y lista para continuar con el día, endorfinas arriba. El juego es como ese ingrediente secreto.

Incorporando ese "juego" mentalmente, vuelves a activar **mundos** internos un tanto olvidados. Y claro, reactiva esos puntos en tu mente que tenían meses hasta años dormidos. Han esperado esta oportunidad... Todo es mucho más brillante ahora. Quizás termines sonriendo solo por haberte regalado esto a ti mismo.

Ejercicio Práctico: Integrando la Creatividad en la Vida Diaria

Los humanos nacemos con una inclinación **creativa**, pero a veces, esa chispa se va apagando con el tiempo. Para reavivarla, el primer paso consiste en evaluar tus salidas creativas actuales. ¿Dónde te sientes más libre para explorar ideas? Quizá ya dibujas de vez en cuando o escribes un poco, pero hay espacio para algo más, ¿no? Piensa en áreas donde podrías expandir tus esfuerzos creativos. Tal vez siempre quisiste aprender a tocar un **instrumento** pero nunca te has atrevido. O quizás tienes un interés en la fotografía que hasta ahora has ignorado. Reflexionar sobre esto te permitirá identificar nuevas direcciones en las que puedas canalizar tu energía creativa.

Después de pensar en estas posibilidades, viene el segundo paso: elegir una nueva **actividad** creativa para intentar cada semana. No hace falta que se convierta en tu nuevo hobby para toda la vida, pero experimentar algo diferente cada semana abrirá tu mente a nuevas formas de pensar. ¿Pintura con acuarelas? ¿Coser? ¿Hacer un álbum? Al adoptar este enfoque, te das la oportunidad de descubrir para qué eres bueno y qué te apasiona. Y quién sabe, tal vez descubras algo que te enamore. Cambiar de actividades cada semana mantiene fresco tu interés y evita que la monotonía aplaste tu creatividad.

Pasemos a otro aspecto importante: organizar **tiempo** específico para tus actividades creativas en tu rutina diaria. Es fácil decir "cuando tenga tiempo, lo haré", pero ya sabes cómo suele resultar eso. Se queda solo en una buena intención. La clave está en diseñar tu tiempo como si se tratara de una cita importante contigo mismo. Quizás en la mañana, para cargar tus pilas antes de entrar en el frenesí del día o como una actividad relajante al final del día. Pero no te engañes, tienes que reservar esos minutos como oro en paño.

Será difícil mantener ese compromiso si el ambiente donde trabajas no acompaña. Por eso, asignar un rincón de **creatividad** en tu hogar o lugar de trabajo puede ser la diferencia entre hacerlo y tirar la toalla. Quizás ya tengas un espacio desordenado donde podrías limpiar y colocar todas tus herramientas o materiales creativos. Debe ser un lugar que, al verlo, te inspire. No tiene que ser grande o lujoso, solo un pequeño espacio donde puedas relajarte y sumergirte en tus proyectos sin distracciones.

Después de todo eso, es natural que las **ideas** anden revoloteando por tu mente en cualquier momento del día. Va más allá del tiempo reservado; esas ideas creativas pueden surgirte mientras cenas o conduces. ¿Entonces, qué hacer? Un sistema para capturar esas ideas va a ser tu mejor aliado aquí. Sea una pequeña libreta en el bolsillo, una aplicación en el móvil o notas en papeles volantes. Lo importante es anotar esas chispas de inspiración antes de que se desvanezcan de tu memoria.

Las ideas solas no son lo mejor sin acción. Ahí llegan los **desafíos** creativos regulares, el último y muy importante paso. Cada cierto tiempo, imponte situaciones que te saquen de tu zona de confort. Escribe un poema en pocos minutos o utiliza materiales poco comunes en tu arte. Mantén la diversión y el desafío, porque esos empujones pueden intensificar el flujo de dopamina en tu cerebro, haciéndote sentir más motivado y hasta eufórico en algunos casos.

Por último, no te tomes todo esto de manera tan rígida. Reflexionar periódicamente sobre cómo toda esta actividad influye en tu estado de ánimo y **motivación** puede darte un sentido de logro. Cada pequeño cambio que hagas para integrar de mayor manera la creatividad en tu vida, te acercará a un mejor equilibrio emocional. Respira profundamente, desata tu imaginación y permite que se convierta en parte natural de tu día. Te sentirás atento, vivo, motivado—aunque no siempre encuentres la obra maestra, cada día habrás añadido un coloreado más a tu vida. Y, después de todo, la vida es, iba a decir como una obra de arte, pero mejor le llamamos una serie de **brochazos**—al final, cada cual recordará solo los más intensos.

En conclusión

Este capítulo te ha dejado claro cómo la **dopamina** y la **creatividad** están profundamente interconectadas. Has explorado cómo el flujo de dopamina no solo mejora tu ánimo, sino que también potencia tu capacidad para pensar de forma creativa y resolver **problemas**. Si bien participar en actividades creativas puede sentirse como un mero pasatiempo, tiene un impacto tangible en tu equilibrio neuroquímico, ayudándote a mantenerte **motivado** y mentalmente ágil.

En este capítulo has visto que la dopamina es crucial para despertar la creatividad y resolver problemas. Pensar de manera divergente genera más ideas gracias a la dopamina. Las actividades creativas pueden equilibrar tu dopamina de forma natural. Ponerte **retos** intelectuales puede hacerte sentir mejor. El **juego** también es una forma divertida de mantener a raya el estrés y fomentar la creatividad.

Cerrar con estas ideas es solo el inicio. Al aplicar estos conceptos en tu vida diaria, no solo puedes descubrir **talentos** ocultos sino también sentir una gran **satisfacción** personal. Recuerda que tu capacidad creativa y cómo la nutras con actividades constructivas puede hacer una gran diferencia en tu bienestar y felicidad. ¡Anímate a crear sin límites!

Capítulo 13:
Manteniendo el Equilibrio de Dopamina a Largo Plazo

¿Alguna vez te has preguntado por qué es tan difícil mantener ese nivel de **motivación** y **felicidad** de forma constante? A mí también me ha pasado. En este capítulo, vas a descubrir cómo esos **altibajos** que experimentas en tu estado de ánimo no son simples caprichos, sino señales de lo que sucede en tu cerebro. ¿Quieres saber cómo **estabilizar** ese sube y baja para sentirte más equilibrado?

Yo he estado exactamente donde tú estás ahora, y he encontrado maneras de reestructurar pequeños **hábitos** que a la larga hacen un gran impacto. A través de ideas prácticas, reflexionaremos sobre cómo **adaptarte** cuando las cosas cambian o no salen como planeabas, afrontando obstáculos comunes como los estancamientos.

No es magia; es crear un **ritmo** sostenible en tu vida que refleje autocompasión, sin olvidarte de **diseñar** tu propio plan para mantener ese balance. Con pequeños ajustes en tu día a día, podrás lograr una estabilidad emocional que te sorprenderá.

Recuerda, el camino hacia el equilibrio no es lineal, pero con las herramientas adecuadas, podrás navegar los desafíos con más facilidad. ¿Estás listo para descubrir cómo hacer que tu cerebro trabaje a tu favor? Vamos a sumergirnos en las estrategias que te ayudarán a mantener tu dopamina equilibrada a largo plazo.

Estableciendo Hábitos Saludables para Niveles Constantes de Dopamina

Mantener niveles constantes de dopamina no es solo cuestión de "sentirte bien" de vez en cuando. Es **esencial** para tu salud mental, motivación y capacidad para enfrentar los pequeños y no tan pequeños ajetreos del día a día. La dopamina es como una linterna interna que, cuando la enciendes del modo correcto, te guía hacia un espíritu más equilibrado y satisfecho. Tener **rutinas** diarias que apoyen la regulación continua de la dopamina no tiene tanto que ver con sumergirte en actividades intensas y momentáneas, sino más bien con construir una base sólida. Es, en muchos sentidos, la clave para un bienestar que perdure en el tiempo y permanezca firme frente a las turbulencias.

Y sí, todo empieza por establecer hábitos saludables. Al final, lo que haces habitualmente va modelando la manera en que tu dopamina se regula. Imagínate lo importante que es esto, dado que la estabilidad emocional y mental depende en gran medida de cómo fluyen estos pequeños mensajeros químicos. Es clave entender que cualquier acción que repites constantemente, con un poco de intención, puede suavizar picos innecesarios de excitación y evitar caídas abruptas después de breves momentos de altos. Por ejemplo, la forma en que tomas descansos entre tareas, cómo te enfrentas a retos constantes o cómo priorizas momentos de respiro influye directamente en esa intrincada danza de **neurotransmisores**. Aquí es donde la magia está: convertir pequeñas prácticas en parte de tu vida diaria para que trabajen a tu favor.

Bien, acordemos que establecer una rutina mañanera, o nocturna, puede ser el primer gran paso para ir afinando esa regulación dopaminérgica. Pero claro, no es suficiente instalarte en un solo hábito; lo relevante aquí sería integrar varias acciones en tu estilo de vida para que, en conjunto, promuevan una función equilibrada de la dopamina a largo plazo. Imagina cultivar un huerto: no basta con sembrar una sola planta. Necesitas un conjunto de alimentos y, sobre todo, mantener el campo libre de hierbas o malas costumbres que podrían arruinar tus frutos.

Hablando de estilo de vida, ¿no sería perfecto si pudieras diseñar una vida que mantenga tus niveles de dopamina de manera natural y sin esfuerzo? Pues bien, el truco está en lo pequeño, en lo rutinario, en esos **hábitos** diarios que pasan desapercibidos pero que pueden hacer un gran cambio cuando se despliegan día tras día. Esto podría comenzar con atenciones tan simples como mantener una buena calidad de sueño, exponerte a la luz natural al despertar o incluir la práctica del ejercicio moderado. Todas estas son prácticas básicas, pero sumadas, actúan como pequeños ajustes que sintonizan finamente ese equilibrio neuroquímico.

Quiero presentarte ahora un ritual diario que, según especialistas y estudios científicos en neurociencia, ayuda significativamente a mantener los niveles de dopamina. Es simple, práctico con cualquier horario y, lo mejor, adaptativo según tus necesidades y estilo de vida:

• **Una ventana al sol al inicio del día:** Al despertar y antes de desayunar, trata de exponerte a la luz natural, unos 10-15 minutos bastan. Esto ayuda a que tu cerebro sincronice su reloj biológico, preparando el terreno químico necesario.

• **Ejercicio** suave pero constante: Si es posible, intégralo en horarios matutinos. No tiene que ser riguroso, una caminata, unos estiramientos, yoga... cualquiera de estas cosas activará la producción de dopamina en niveles adecuados.

• Pequeñas **metas** diarias: Define una tarea pequeña que sabes que puedes cumplir ese día. Esta acción, por sencilla que sea, generará una cantidad justa de dopamina, sin crear dependencia de eventos externos.

• Momento de **gratitud** al atardecer: Tómate unos minutos, ya acabando el día, para reflexionar sobre algo positivo que haya pasado. Este sencillo gesto es increíblemente potente para balancear tus niveles neurotransmisores hacia el cierre del día.

Así de fáciles y sencillos son estos pasos. No requiere grandes cambios de estilo de vida, solo pequeños ajustes... dar espacio a la sutileza. Tu cerebro lo agradecerá. Porque al final de todo, lo que realmente vives día a día es fruto de cómo cuidas esos pequeños detalles que tanto importan.

Ajustando estrategias a medida que la vida cambia

La vida no es lineal. A veces está llena de altibajos, y esos cambios pueden hacer que lo que te **funcionaba** antes para mantener un equilibrio de dopamina... de repente, simplemente no tenga el mismo efecto. Como si la música calmante que te hacía flotar en otro momento ahora apenas la notas. ¿Te ha pasado? Bueno, eso es normal. Es que las **técnicas** que usas deben adaptarse a la etapa de tu vida en la que te encuentras. Entonces, ¿cómo ajustas esas estrategias cuando la vida da sus giros? Pues es fundamental aprender a ser flexible y reconocer cuándo exactamente necesitas cambiar de plan.

Primero, tienes que entender que lo que solía funcionar, no siempre lo hará para siempre. Cuando empiezas a notar que te cuesta más encontrar el **equilibrio** o te ves atrapado en esos bajones de ánimo, puede que sea una señal clara de que algo no está alineado, y tu enfoque requiere una actualización. Parecido a cuando sabes que un abrigo de verano ya no sirve durante el invierno, ¿no? Notar esos cambios internos te permite hacer ajustes antes de que las cosas se descontrolen. Y para eso no necesitas ninguna maquinaria sofisticada; con solo prestar atención a cómo te sientes en distintos momentos y situaciones, ya puedes detectar si tus estrategias necesitan un arreglo.

Piénsalo así, tal vez en otra etapa de tu vida correr al aire libre te daba una sensación instantánea de bienestar pero, ahora, te resulta forzado. O eso de madrugar te daba **energía** hace unos años, y ahora lo único que consigue es agotarte pero sin darte ese empuje de buen humor, ¿verdad? Reconocer esos momentos es como algo de auto-mantenimiento, asegurándote de que tus métodos estén en plena forma y sean de utilidad. Sin culpa, solo ajustando. Porque la vida cambia y tú con ella.

Esas señales necesitan ser tu brújula en este camino. Donde ves que las cosas ya no funcionan, toca examinar y **experimentar**. Si lo que antes subía tus niveles de dopamina ya no responde igual, no significa que estás fallando; puede implicar que ya es hora de mirar otras alternativas.

Aquí es donde entra lo que llamaremos un "Plan de Flexibilidad en Estrategias de Dopamina." Suena complicado pero realmente es sencillo. Este plan consiste en no apegarse rígidamente a ninguna técnica. Si te das cuenta de que una actividad ya no te aporta nada, en lugar de frustrarte, explora otras opciones: tal vez meditar te funcionó durante años y de repente ya no te centra. Bueno, pues prueba algo diferente. Tal vez un paseo a pie o sumergirte en la lectura de algo absorbente.

No te agobies—esto es natural y saludable. La vida cambia tan rápido que mantener exactamente las mismas prácticas durante mucho tiempo puede llevar a lo contrario de lo que buscas: un equilibrio ineficaz y posiblemente dañino. Por eso te digo que tener en mente este "Plan de **Flexibilidad**" puede ser la clave. Cambiar, replantear y, sobre todo, estar abierto a probar estrategias nuevas mantiene todo en movimiento. Y eso es crucial para manejar la situación con buena actitud.

Así que ahí lo tienes. No hay que ver los cambios como enemigos sino como nuevas **oportunidades** para ajustar, para evolucionar contigo mientras lo haces. El equilibrio de la dopamina en el terreno movido de la vida necesita a veces un cambio de dirección. Y eso se hace mejor cuando adoptas el modo flexible y **adaptativo**, sin apegos.

Superando mesetas en la regulación de la dopamina

Cuando llevas ya un buen tiempo trabajando en regular tus niveles de **dopamina**, es casi inevitable que te topes con un problema que a todos nos afecta en algún momento: las **mesetas**. Al principio todo va bien. Estás motivado, ves los resultados, te sientes en control... pero de repente algo cambia y sientes que ya no estás avanzando. Es como si hubieras llegado a un punto, y por más que lo intentes, no puedes superarlo. También puede ser frustrante.

Uno de los **desafíos** comunes cuando intentas mantener el equilibrio de dopamina a largo plazo es esa sensación de estancamiento. A pesar de que has estado haciendo todo correcto, sigues las rutinas, mantienes un control de los hábitos, y aún así, no ves avances significativos. Es posible que comiences a perder la **motivación**, ya que después de un tiempo de estar en una meseta, las mejoras no son tan evidentes como antes. Además, la dopamina, esa hormona que al principio te dio un impulso enorme, comienza a estabilizarse, lo que puede hacerte sentir que necesitas algo más fuerte para volver a sentir lo mismo de antes.

Pero, tranquilo... Esto no significa que estés fallando o que ya no puedas seguir adelante. Todos pasamos por esto, y lo importante es saber que existen **estrategias** para renovar esa motivación y romper las mesetas. Para empezar, necesitarás redescubrir qué es lo que inicialmente te motivó. Plantéate la pregunta: ¿Por qué iniciaste este proceso? Volver a tus raíces puede ayudarte a reavivar la chispa que posiblemente se ha apagado un poco con el tiempo. Además, puedes tratar de modificar algo en tu rutina diaria, como incorporar nuevas actividades, probar métodos diferentes de relajación, o simplemente salir de tu zona de confort. Son aquellos pequeños cambios los que pueden sorprenderte y activar nuevamente ese flujo dopaminérgico que tanto necesitabas.

Una vez que encuentras nuevas estrategias para recobrar el ánimo y superar ese estancamiento inicial, puede ayudar mucho recurrir a lo que llamamos el "**Protocolo** de Reinicio de Dopamina". ¿De qué consta exactamente? Pues es una serie de pasos sencillos que te permiten tomar un pequeño respiro y comenzar de nuevo. Primero, debes introducir un pequeño "ayuno dopaminérgico" por un día o dos. Esto podría ser tan simple como desconectarte de las redes sociales, evitar cualquier bebida estimulante, o simplemente dedicar tiempo a actividades más calmadas, como leer o caminar. Esa desconexión te permitirá resetear, y evitar la sobrecarga de estímulos.

El siguiente paso del protocolo consiste en reintegrar lentamente las actividades que realmente añaden valor a tu vida, las que te llenan por dentro. Tal vez sientas que puedes hacerlo gradualmente, de forma que valores más cada actividad sin abrumarte. Esto también te ayudará a identificar qué produce realmente una liberación saludable de dopamina en tu cerebro, y diferenciarlo de aquellas actividades que simplemente te producen un placer momentáneo.

Si logras seguir este plan, poco a poco te darás cuenta de cómo revientas esas mesetas, revitalizando tu **motivación**. Con un enfoque renovado y una planificación consciente, vas a sortear esos **desafíos** que parecían imposibles de superar. Recuerda, no es un sprint, sino un maratón.

El Valor de la Autocompasión para Mantener el Equilibrio

A veces, eres tu peor crítico. Esa vocecita interna que nunca se conforma, que está siempre lista para señalar cuando cometes un error o, simplemente, cuando no alcanzas tus propias expectativas. Pero ¿qué tiene que ver esa voz con la **regulación** de tu bienestar mental? Todo. Te pasas la vida intentando mantener tu equilibrio emocional, pero olvidar ser amable contigo mismo puede arruinar incluso el más sólido de los intentos. Aquí es donde entra la **autocompasión**, una parte esencial de cualquier esfuerzo que busque evitar altos y bajos extremos en tus niveles de dopamina.

Ser amable contigo mismo, en realidad, sostiene tus decisiones a largo plazo. Si piensas en todas las decisiones que tomas para tratar de controlar tu dopamina, esas pequeñas y grandes elecciones diarias, hay un denominador común: cada una implica un juicio. Cuando algo no sale del todo bien, es muy fácil comenzar a culparte. Pero aquí está el asunto: cuanto más duro eres contigo mismo, más urgente se siente la necesidad de una **compensación** rápida—una solución "mágica" que, al final, suele ser antesala a un círculo vicioso. Por otro lado, la autocompasión permite que al enfrentar un fracaso o un traspié, en lugar de hundirte más, puedas parar el desgaste antes de que comience. Es como el mantenimiento preventivo para el bienestar.

Pero claro... esto no es algo automático. A veces va a parecer que castigarte es lo lógico, lo justo. ¿Cómo entonces fomentas esa actitud amable y comprensiva hacia ti mismo durante los momentos en los que menos te sientes valioso? Bueno, comienza haciendo un esfuerzo consciente por cuestionar ese tipo de **pensamientos**. Pregúntate si, en lugar de flagelarte, hay otro modo más constructivo de interpretar lo que te ocurrió. No siempre te va a salir a la primera. Cuando percibas que eres demasiado duro contigo mismo, inténtalo otra vez. Cuestiona esa postura, piensa cómo actuarías si alguien que amas estuviera pasando por lo mismo.

Además, dedicar un par de minutos cada día a reconocer incluso esas pequeñas **victorias** puede significar mucho para romper la adicción al autocastigo. Puede sonar trivial, pero darte un respiro, reconocer cuándo has actuado con buenas intenciones, brincarte críticas cuando no era necesario seguir adelante será una herramienta clave.

Lo que lleva directo a esto: la Técnica de Impulso de Dopamina con Autocompasión. Sí, el nombre suena un poco raro, pero la idea es poder gestionar tanto tu **motivación** como tu estado de ánimo de una manera más equilibrada. Funciona así:

• **Pausa reflexiva**: Tómate un minuto para estar contigo mismo. Antes de tomar decisiones impulsivas, que muchas veces caen fuera de tus objetivos, da marcha atrás y pregúntate: ¿lo harías si estuvieras en calma?

• **Evalúa sin juzgar**: Cerrar los ojos por unos segundos puede ayudarte, piensa en lo que ha salido bien, incluso si es algo diminuto.

• **Responde desde el aprecio**: Si has cometido un error, está bien lamentarlo, pero no te detengas ahí– premedita una respuesta, algo como, "pude haber hecho esto mejor, pero esto no quita valor al esfuerzo."

Quizás la técnica te parezca simple, pero la esencia radica en que funcione como un par de frenos, posicionándote a observar si la siguiente acción estaría **balanceada**.

La verdad, practicar la autocompasión cuando el camino es áspero parece una tontería, pero gradualmente, lleva a minimizar las "recompensas" que trastocan el equilibrio. Cuando menos lo notes, dirás adiós a ese sube y baja emocional, guiado más bien por una **motivación** estilada por paciencia y sabiduría.

Ejercicio Práctico: Diseñando Tu Plan Personalizado de Equilibrio de Dopamina

Es importante que comiences este ejercicio recordando lo que ya sabes. Todos los capítulos anteriores se han construido específicamente para darte una visión bien fundamentada sobre cómo funciona la **dopamina** en tu vida diaria. Antes de ofrecerte más pasos, haz un recuento de lo aprendido. ¿Qué puntos clave recuerdas? Estamos hablando de los efectos de la dopamina en tu bienestar, cómo los **hábitos** la moldean y cómo la búsqueda constante de satisfacción inmediata puede causar más daño que beneficio a largo plazo. No basta con tener la teoría, hay que ponerla en práctica. Recupérala y sintetiza lo esencial. Es una revisión rápida... pero necesaria.

Con la mente fresca tras este repaso, pasamos a lo siguiente donde te comes el coco un poco más: identificar tus propias fortalezas y **desafíos**. Sin complicarte, pregúntate, ¿qué hábitos tienes ahora que consideras positivos en tu vida? Tal vez haces ejercicio regularmente o te encanta desconectar con actividades al aire libre. Eso suma puntos a favor. Por otro lado, si te aficionas fácilmente a distracciones como las redes sociales sin notar cómo afecta tu dopamina, es ahí donde necesitas enfocarte o cambiar el chip. Reflexiona, ¿dónde fluyes como pez en el agua y dónde te hundes? Detecta esto claramente antes de seguir.

Pero claro, no basta con identificar los problemas; también necesitas soluciones. Vamos a la acción con la tarea de armar tu lista de **estrategias**. Aquí es necesario ser práctico y personal, porque mucho se dice "esto sirve, aquello también," pero al final... depende de tus preferencias y tu estilo de vida. ¿Qué técnicas has leído hasta ahora que podrían ayudarte a mejorar tu equilibrio de dopamina? No te líes. Piensa en simples prácticas de meditación, descanso apropiado, selecciones adecuadas en tu dieta que favorezcan algún neurotransmisor, ejercicios de respiración—y si haces un diario de gratitud, mejor que mejor. Haz un listado claro y completo, fácil de seguir. Con esto hecho, vas viento en popa.

La constante **autoevaluación** es clave cuando trabajas para algo a medio y largo plazo. Prueba con lo básico: chequeos mensuales o semanales. Pregúntate qué ha requerido ajustes o añadido algún beneficio real a tu bienestar. Haz de esto una revisión tranquila, sin obsesionarte, porque las obsesiones alimentan justo lo contrario de lo que buscas. Un ratito para analizar datos, ver progresos, ajustar pequeñas veletas, y vas por buen camino.

Al terminar un paso... Pregúntate: ¿quiénes están contigo? Sumas puntos si creas un círculo de **apoyo**. Planifica contar con alguien que te anime, que te pida cuentas por cada pequeño hito conseguido. Puede ser tu compa, un grupo en alguna app de bienestar, o hasta tu entrenador. Ya hay mil personajes útiles a tu alrededor que te motivarán genuinamente si sienten cómo mejoras y avanzas. Es sano. Nadie se salva haciendo todo esto solo, lo apoyo al 100%.

Por último, nunca es suficiente. Lidera una cruzada de seguir **aprendiendo**, incluye lecciones, ensayos, recomendaciones. Considera probar cosas nuevas fuera de lo común cuando el tiempo lo permita. Convertirás cosas que antes pensabas inútiles o confusas en frutos útiles si las vas probando poco a poco con el método de ensayo y error.

Es importante que coseches una guía a mano bajo todo método manejable. Llámalo quizá tu animal tótem: el "**Manifiesto** de Equilibrio de Dopamina". Breve o largo, graba claramente en él los "No Y Solo Así" que te guiarán en ambos momentos de esta maratón prolongada de disciplinar tu bienestar. Avanza personalizando cada pensamiento y emoción con un propósito legítimo. Sube poco a poco y evita dar estos pasos en balde.

Este ejercicio no se trata de correr, sino de aguantar ese sprint para tener el pulmón bien tranquilo—y al final del camino, estarás mejor de lo que empezaste, para amarte mientras mantienes lo conseguido.

En conclusión

En este capítulo has **explorado** cómo mantener un **equilibrio** saludable en los niveles de dopamina a largo plazo, adaptarte a los cambios de vida, superar estancamientos y ser amable contigo mismo en este proceso. Con una combinación de **hábitos** diarios, flexibilidad para enfrentar **desafíos** y autocuidado, es posible conservar una estabilidad emocional y motivacional duradera con el manejo adecuado de la dopamina.

Has aprendido sobre:

• La importancia de establecer una **rutina** diaria que mantenga niveles saludables de dopamina.

• Cómo una vida equilibrada y coherente es fundamental para un buen estado emocional a largo plazo.

• La necesidad de ser flexible y ajustar tus tácticas según las distintas etapas de la vida.

• La importancia de responder positivamente a los cambios en tus emociones y **motivación**.

• Tratarte a ti mismo con paciencia y comprensión cuando enfrentas dificultades.

Entender y aplicar estas enseñanzas en tu vida es crucial para mantener un **bienestar** constante. No temas hacer pequeños ajustes cuando sea necesario, ni subestimes el poder que tienes para crear el equilibrio que necesitas. Usa lo aprendido para cuidar tu salud emocional con **responsabilidad** y amabilidad, haciendo de cada día una oportunidad para mejorar.

Recuerda, tú tienes el control de tu propio **camino**. Con estas herramientas, puedes navegar los altibajos de la vida manteniendo un equilibrio saludable de dopamina. ¡Adelante, tú puedes lograrlo!

Para concluir

El punto central de este libro ha sido ayudarte a **comprender** y **manejar** tu dopamina, desligándote de hábitos negativos que suelen atraparte en una rutina de insatisfacción. Si reflexionas un momento, es muy probable que una de tus metas principales sea alcanzar un nivel de **motivación** más sostenible, un estado de ánimo más equilibrado o, finalmente, separarte del constante ciclo de distracción. Este libro te ha entregado las herramientas científicas necesarias para lograrlo.

En el recorrido, revisamos la función de la dopamina en el cerebro y cómo influye tanto en tu estado de ánimo como en la motivación. Además, abordamos la relación entre dopamina y **recompensa**, explicando cómo esta sustancia química impacta en la toma de decisiones. Luego, dimos un paso hacia la modernidad, viendo cómo la tecnología, las redes sociales y la cultura de la gratificación instantánea han llevado a la sobreestimulación de dopamina.

Hablamos sobre la experiencia del **placer** y el dolor, y cómo tu cerebro necesita balancearlos para funcionar correctamente. Detectamos los primeros indicios de un desequilibrio en dopamina y lo que puedes hacer para evaluarlo de manera personal. La repetición fue clave cuando exploramos técnicas nutricionales, estrategias de **ejercicio**, y la importancia del sueño en la regulación de dopamina. Además, comprendimos cómo funciona la auto-regulación y cuánto puedes beneficiarte al implementar un ayuno de dopamina.

Finalmente, culminamos revisando la intersección entre metas, **creatividad** y dopamina. Ajustar tus metas para mantener un constante flujo positivo puede ser una herramienta invaluable para sostener tu motivación y evitar fracasos desgastantes. Aprender a disfrutar de actividades creativas puede también jugar un papel esencial en tu equilibrio general.

¿Qué viene ahora para ti? Si integras estas herramientas y conocimientos en tu vida cotidiana, el impacto será sustancial. Imagínate sintiendo más claridad mental, viviendo una vida más equilibrada donde la motivación fluye de forma natural y tu **bienestar** no depende de cualquier estímulo. Este nuevo escenario es alcanzable; los principios están en tus manos, y sólo necesitas actuar sobre ellos para experimentar esa transformación.

Para dar un siguiente paso en este camino hacia una vida más plena, accede aquí para obtener más información:

Visit this link to find out more:

¡Únete a mi equipo de reseñas!

Gracias por darle una oportunidad a mi libro. Tu **opinión** es muy valiosa para mí, y por eso me encantaría invitarte a formar parte de mi equipo de reseñas. Si **disfrutas** de la lectura, esta es una oportunidad para recibir una copia **gratuita** de mis futuros libros a cambio de tu sincera opinión.

Cómo unirte a mi equipo ARC:

• Haz clic en el **enlace** al final de esta página.

• Completa el **formulario** con tus datos para que pueda notificarte cada vez que se publique un nuevo libro.

• Recibe tu copia gratuita y comparte tus **impresiones** una vez que hayas terminado de leer.

Tu feedback no solo me ayuda a **mejorar**, sino que también juegas un papel clave en ayudar a otros lectores a conocer mis obras.

Echa un vistazo al equipo en este enlace:

https://pxl.to/loganmindteam

¡Ayúdame!

Cuando termines de leer, si has disfrutado del libro, **te agradecería mucho** que tomaras unos minutos para dejar una opinión honesta.

Cuando apoyas a un autor independiente, **estás apoyando un sueño**, un esfuerzo nacido de la pasión por contar historias y compartir ideas con personas como tú.

Si estás satisfecho con el libro, por favor **deja tu opinión en el enlace** que encontrarás abajo. **Tu voz tiene un impacto inmenso**: ayudará a que más lectores conozcan este trabajo y permitirá que siga creando nuevas historias que espero disfrutes.

• Si tienes sugerencias para mejorar, me encantaría escucharlas. Puedes enviarlas a través del correo que encontrarás en el mismo enlace.

• También puedes escanear el código QR y seleccionar el libro para dejar tu comentario.

Solo te tomará unos segundos, pero ese gesto hará una gran diferencia.

Visita este enlace para dejar tu opinión:

https://pxl.to/12-tpod-lm-review